Dr N. Gamaleïa

Les Poisons Bactériens

MᵀΖ2
3 7 (42)

BIBLIOTHÈQUE MÉDICALE

PUBLIÉE SOUS LA DIRECTION

DE MM.

J.-M. CHARCOT	G.-M. DEBOVE
Professeur à la Faculté de médecine de Paris, membre de l'Institut.	Professeur à la Faculté de médecine de Paris, médecin de l'hôpital Andral.

LES

POISONS BACTÉRIENS

PAR

LE Dr N. GAMALEÏA

PARIS

J. RUEFF ET Cie, ÉDITEURS

106, BOULEVARD SAINT-GERMAIN, 106

1892

PRÉFACE

Les poisons bactériens sont pour la première fois ici l'objet d'un travail d'ensemble. Par conséquent, il ne sera pas superflu d'indiquer le plan général qui a présidé à ce travail.

Du jour où la bactériologie étendant son domaine au delà des données étiologiques sur l'infection, chercha à en pénétrer la pathogénie, elle dut entreprendre l'étude des poisons chimiques produits par les microbes. Cette étude s'imposa d'abord dans les maladies, telles que le choléra, la diphtérie et le tétanos, où l'agent pathogène se trouve cantonné en un endroit limité de l'organisme et cause pourtant une affection générale de l'économie. Dans ces cas, l'action pathogène des bactéries ne s'expliquait que par l'intoxication par les produits spécifiques de ces bactéries. Mais, la même explication a été reconnue exacte dans les maladies d'un autre type où, comme dans la tuberculose, la lésion produite par l'agent pathogène est strictement circonscrite à l'endroit où végète cet agent ; ici aussi on a prouvé que la lésion ne relève pas du microbe en tant qu'organisme vivant, mais de ses poisons chimiques : lésion et maladie peuvent être reproduites par le microbe mort qui n'agit plus que par les substances toxiques qu'il contient.

L'étude des poisons bactériens n'intéresse pas seulement la pathogénie des maladies infectieuses ; elle trouve aussi des applications pratiques pour leur prophylaxie et leur traitement. Contrairement aux doctrines anciennes, il a été démontré que la vaccination sûre et inoffensive peut être obtenue sans aucune intervention des bactéries vivantes, et que l'état réfractaire peut être conféré par les seuls produits solubles des microbes. Enfin, une nouvelle méthode a été trouvée : l'immunisation, qui a des applications directes à la thérapeutique, puisqu'elle est apte non seulement à prévenir la maladie, mais à la guérir quand elle est déclarée. Ici, le rôle des bactéries vivantes est encore moindre que dans la vaccination chimique. La guérison des maladies infectieuses s'obtient avec le sérum des animaux vaccinés.

La théorie de l'immunité a également bénéficié de la connaissance des poisons des bactéries : on a montré que l'immunité des animaux contre les maladies infectieuses est liée à leur résistance aux poisons microbiens; celle-ci est subordonnée à son tour à l'élaboration, par ces animaux, de substances spéciales, — antitoxines, — qui ont la propriété de neutraliser l'action des toxines microbiennes.

De cet ensemble de faits est née une science nouvelle, la science des poisons microbiens, qui tient à la fois de la bactériologie, de la chimie biologique et de la physiologie générale.

A la bactériologie, elle emprunte les données sur les microbes comme producteurs des poisons; mais les résultats importants obtenus avec les poisons analogues d'autre origine, comme l'abrine, la ricine, la robine, nécessitent l'extension du domaine de la toxicologie microbienne au delà de la microbie.

A la chimie biologique appartiennent les méthodes de préparations et d'isolement des poisons bactériens; c'est à elle qu'il faut demander des renseignements sur leur nature et leur production.

Enfin, l'étude de leur mode d'action sur l'organisme animal, de leur diffusion et de leur destruction dans cet organisme sont du domaine de la physiologie générale.

Ainsi, la toxicologie microbienne touche à la fois à la bactériologie, à la chimie biologique et à la physiologie générale; elle est la science des poisons bactériens, qui a pour objet l'étude de leur nature chimique, de leur mode de production et de leur action sur les animaux.

Ce travail est divisé en trois parties.

La première partie, — histoire de la toxicologie microbienne, — est consacrée à l'évolution qu'a subie l'étude de l'intoxication dans les infections.

La deuxième partie, — toxicologie générale, — a trait à nos connaissances actuelles sur la nature chimique des poisons microbiens, leur production et leur sort dans le corps animal.

La troisième partie, — la toxicologie spéciale, — sera l'exposé des données acquises sur les toxines des différentes maladies.

Paris, mai 1892.

LES POISONS BACTÉRIENS

PREMIÈRE PARTIE

Histoire du développement des connaissances
sur les poisons microbiens.

CHAPITRE PREMIER

ÉTUDE EXPÉRIMENTALE DU POISON PUTRIDE

Sommaire : Expériences avec les effets toxiques produits par
les substances en voie de décomposition. *Seybert*, *Gaspard*,
Stich établissent les symptômes et les lésions de la septicémie expérimentale. *Panum* donne la preuve qu'elle est produite par un poison chimique *Bergmann* et *Schmiedeberg*
déterminent ce poison comme un alcaloïde : la sepsine.

Les premiers poisons microbiens qui ont été
étudiés expérimentalement sont ceux qui se
forment pendant la putréfaction. On était amené
à cette étude par le rôle étiologique important que
jouait la putréfaction dans l'ancienne médecine.
On croyait que les émanations venant des
matières décomposées peuvent produire les fièvres typhiques et paludéennes. La putréfaction

des plaies donnait naissance aux complications si redoutées et si fréquentes : la septicémie et la pyémie. La tendance « spontanée » de l'organisme vivant à la putridité caractérisait certaines maladies très répandues, comme par exemple le scorbut. Les maladies d'origine putride constituaient ainsi un groupe important d'affections qui correspondait à peu près à nos maladies infectieuses actuelles.

Malgré cette importance que, depuis la haute antiquité, la médecine accordait à la putréfaction, l'étude expérimentale de celle-ci est relativement récente[1].

Vers la fin du siècle dernier, *Seybert* a expérimenté, avec le sérum sanguin, le pus, la viande pourris. Il introduisait ces matières dans la circulation générale du chien. Il a constaté que les effets toxiques varient proportionnellement aux quantités des liquides injectés. Ainsi, par exemple, 20 centimètres cubes du sérum pourri tuaient le chien en l'espace de quelques heures, avec des vomissements, des convulsions, de la faiblesse pro-

---

1. L'historique très complet des études expérimentales sur la putréfaction se trouve dans Paschoutine, *Cours de pathologie générale et expérimentale*, tome Ier, Pétersbourg, 1885. Voir aussi la revue de Nettea, Des poisons chimiques qui apparaissent dans les matières organiques en décomposition, et des maladies qu'ils peuvent provoquer. (*Archives générales de médecine*, 1884.)

Bordas, *Étude sur la putréfaction*. Paris, 1892.

gressive. 3 grammes ont causé la mort en deux jours avec les phénomènes dysentériques. Les doses au-dessous de 2 grammes n'amenaient qu'une diarrhée passagère, suivie du rétablissement complet de l'animal. *Seybert* a étudié encore les effets des mêmes substances pourries quand elles sont introduites par l'ingestion dans l'estomac. Dans ces cas, les effets toxiques étaient nuls. Bien plus, en ouvrant l'estomac du chien, 3 heures après le repas fait avec la viande pourrie, *Seybert* n'a plus retrouvé dans son contenu l'odeur et l'aspect putrides. *Seybert* cite à ce propos les recherches de *Spalanzani* qui a été absolument convaincu de l'innocuité des aliments pourris, après en avoir nourri les chiens, les chats et les oiseaux[1].

Gaspard, médecin de Saint-Étienne, poursuivit des recherches expérimentales sur le poison putride. Ses expériences établirent plusieurs points importants sur les effets des matières pourries.

Gaspard montra que le pus, le sang et la viande décomposés produisent chez les animaux une intoxication rapide et mortelle. Au contraire, les différents liquides organiques frais, comme la salive, l'urine, le sperme injectés pour le contrôle,

---

1. SEYBERT, *Ueber die Fäulniss in Blute an lebenden Thierizchen Körper.* Berlin, 1758.

se révélèrent dépourvus de toxicité. *Gaspard* montra encore que ce ne sont que les matières animales qui, en se décomposant, deviennent toxiques : les infusions putrides des plantes empoisonnaient aussi les animaux.

Les symptômes de cet empoisonnement étaient très constants et typiques, indépendamment de la provenance des substances putrides et de l'endroit de leur injection. Cette intoxication, l'infection septique ou putride étaient caractérisées par les tremblements et les convulsions, les vomissements et la diarrhée, souvent sanguinolente. Les animaux mouraient en dyspnée, cyanose et prostration complète.

A l'autopsie, la lésion pathognomonique de l'infection putride consistait en une entérite hémorragique.

Gaspard concluait de ses expériences qu'un poison spécial — le poison putride — se formait par la putréfaction. Ce poison produisait la même maladie et les mêmes lésions chez toutes les espèces animales.

Afin de déterminer la nature du poison putride, *Gaspard* expérimenta avec les différents gaz formés par la putréfaction. Il trouva que l'acide carbonique, l'hydrogène sulfureux ne sont pas toxiques; que l'ammoniaque, au contraire, est toxique, mais qu'elle ne peut pas produire les symptômes de l'infection putride. Ainsi, se trouvait ébranlée l'idée préconçue des anciens qui croyaient dangereux surtout les gaz putrides. Les recherches de *Gaspard* établissaient, par conséquent, la formation, au cours de la putréfaction, d'un poison spécial et très actif[1].

D'autres expérimentateurs suivant la voie tracée par *Gaspard*, *Magendie*, *Leuret*, *Dupuis*, *Darcet* et *Sedillot* confirmèrent sur tous les points principaux les recherches fondamentales de *Gaspard*. Ils retrouvèrent son poison putride, sans en préciser la nature chimique.

Virchow trouva que le poison putride n'agit pas comme les autres poisons chimiques proportionnellement à la quantité. Son activité dépendrait plutôt du degré de décomposition des substances d'où il provient. A ce titre, *Virchow* le range parmi les ferments.

Stich a fait des recherches, très soignées et très intéressantes, sur les matières putrides. Il injectait les produits albuminoïdes putréfiés après une filtration répétée sur du papier, dans le sang des chiens, des lapins et des oiseaux. Ces derniers se sont révélés les plus sensibles à l'intoxication. La lésion typique de l'empoisonnement consistait

---

1. GASPARD, Mémoire physiologique sur les maladies purulentes et putrides. (*Journal de la physiologie*, 1822 et 1824.)

dans une hypérémie de l'intestin avec des ecchymoses.

Mais surtout sont intéressantes les recherches de *Stich* sur la toxicité des matières fécales. L'extrait aqueux des excréments de chien, injecté dans les veines de cet animal, se révéla très toxique. Mais, le même extrait introduit dans l'estomac ou le rectum des chiens était complètement inoffensif.

Cette expérience indiqua que les animaux, tout en renfermant dans leur canal digestif des poisons violents, n'en sont pas empoisonnés ordinairement. *Stich* poussa plus loin cette étude. En introduisant les excréments d'un animal dans l'estomac ou le rectum des animaux d'une autre espèce, ainsi les fèces humaines au chien et au lapin, les excréments du chien au lapin, il trouva que les animaux étaient empoisonnés. Il s'ensuit que l'immunité n'existe chez les animaux que par rapport à leur propre contenu intestinal. *Stich* se demande quelles sont les causes de cette absence d'auto-intoxication[1]?

Les recherches les plus importantes sur le poison putride appartiennent sans conteste au physiologiste danois *Panum*.

Panum se demanda si les accidents de l'infection

---

1. Stich, *Die acute Wirkung putrider Stoffe im Blute*. (*Charite-Annalen*, 1853.)

putride étaient dus à une substance chimique ou bien à l'action des bactéries qui pullulent dans les matières en putréfaction. Afin de résoudre cette question, *Panum* institua des recherches expérimentales très importantes et nombreuses sur le poison putride. Il confirma d'abord les résultats obtenus par *Gaspard*. Il produisait une intoxication typique par l'injection de la viande putréfiée. Cette intoxication était caractérisée par l'abattement et la prostration des animaux, par les vomissements et la diarrhée, par la mort rapide. A l'autopsie, on trouvait un catarrhe gastro-intestinal plus ou moins prononcé. Ayant reproduit cette infection putride de *Gaspard*, *Panum* démontra qu'elle était due à l'action d'un poison chimique indépendant de la présence des bactéries.

Les liquides putrides parfaitement clairs, débarrassés par la filtration répétée à travers le papier de tout germe étranger, ne perdaient néanmoins pas leurs propriétés toxiques. Le poison putride n'était pas non plus détruit par l'ébullition prolongée pendant onze heures qui devait sûrement tuer tous les germes vivants. Ayant ainsi résolu la question fondamentale sur la nature inorganisée du poison putride, *Panum* en étudia les propriétés chimiques. Il trouva que ce poison n'est pas volatile, car les produits distillés des matières pourries, tout en ayant l'odeur fétide, n'étaient nullement toxiques. Le poison putride était fixe et le résidu sec de l'évaporation des matières putréfiées gardait toutes ses propriétés toxiques. Ce résidu sec ne cédait pas à l'alcool le principal principe toxique. L'extrait alcoolique avait une autre action physiologique que les matières putrides : il produisait une narcose manifeste, et *Panum* le comparait aux alcaloïdes de l'opium. Le véritable poison putride, celui qui pouvait causer l'intoxication typique, était au contraire soluble dans l'eau, quoiqu'il adhérât aux précipités des substances albuminoïdes coagulées par la chaleur. Il était aussi partiellement retenu par les filtres. *Panum* montra encore que son poison n'avait rien à voir avec les substances banales produites par la putréfaction comme la leucine et la tyrosine. *Panum* s'arrêta là dans son investigation chimique et ne précisa pas davantage la nature de son poison putride. Il lui suffisait d'avoir donné la preuve irréfutable qu'il n'était pas organisé[1].

Le travail de *Panum* eut un retentissement énorme dans le monde savant. Caché par son auteur dans un recueil danois inconnu[2], le

1. Panum, Das putride Gift der Bacterien, die putride Infection oder Intoxication und die Septicämie. (*Virchow's Archiv*, t. LX, 1874.)

2. *Biblioteck for Laeger*, 1856, p. 753-785. Professeur d'anatomie pathologique à Kiel, Panum craignait de nuire à sa position académique en publiant un travail sur la pathologie expérimentale.

mémoire de *Panum* y fut trouvé par un auteur allemand, qui en publia l'analyse dans *Schmitt's Jahrbücher*, 1859. Dans ce recueil répandu, les résultats de Panum furent connus de tout le public savant. Un grand nombre d'expérimentateurs, en Allemagne, et surtout en Russie, s'occupèrent de la vérification de ces résultats et de l'étude chimique du poison putride.

L'Université de Munich mit alors au concours : *l'Étude de l'infection putride et ses causes*. Deux mémoires furent couronnés en 1866 : ceux de *Henner* et de *Schweninger*. Ces auteurs confirmèrent le résultat fondamental de Panum que le poison putride est de nature chimique et que l'action des microbes est nulle dans l'infection putride. Quant à la nature de ce poison, ils émettaient l'avis semblable à l'opinion de *Virchow*. Le poison putride devrait être rangé parmi les ferments, car il agit en quantité infinitésimale ; il a une période d'incubation, et il produit toujours la même affection typique.

Depuis la même année 1866 parut à Dorpat toute une longue série de thèses consacrées à l'étude chimique du poison putride. Ce sont les travaux de *Raison, Frèse, Weidenbaum, Schmitz, Petersen, A. Schmidt* et *Brehm*. Ces travaux confirment aussi celui de *Panum*. *Raison* montre que le poison putride n'est pas retenu par la filtration à travers le charbon. La dose minime de 0,0036 grammes du liquide filtré tuait le cheval par injection intra-veineuse. Il a trouvé aussi que le poison putride évaporé à siccité pouvait être soumis pendant plusieurs heures à la chaleur de 130°. *Weidenbaum* a vu que le poison putride supporte l'ébullition discontinue répétée plusieurs fois. Ces deux auteurs et les autres élèves de l'école de Dorpat, que nous venons de citer, ont vu encore que le poison putride supporte sans s'altérer les différentes manipulations chimiques comme l'action des acides sulfurique et chlorhydrique, la précipitation par l'acétate de plomb et le nitrate de mercure, la mise en liberté par l'hydrogène sulfureux, etc. Enfin, on avait même réussi à préparer le poison putride à l'état de pureté et en déterminer la nature chimique. C'était la célèbre sepsine, trouvée en 1868 par *Bergmann* et *Schmiedeberg*. Cet important résultat était obtenu par une méthode compliquée basée sur l'emploi du sublimé. Déjà, en 1866, *Bergmann* avait publié les résultats de ses recherches faites avec *Schmiedeberg* sur les proprié-tés chimiques du poison contenu dans la levure putréfiée. Ils avaient trouvé que ce poison supporte pendant huit heures la digestion avec l'al-cool bouillant. L'extrait alcoolique de la levure putréfiée se révéla, après évaporation, extrèmement toxique. Pour en séparer le principe actif, *Berg-*

mann et *Schmiedeberg* le précipitèrent dans la solution alcoolique par le sublimé. Le précipité mercurique était lavé à l'alcool, délayé dans l'eau et décomposé par l'hydrogène sulfureux. Le liquide, débarrassé du sulfure de mercure par la filtration, était purgé de l'excès d'hydrogène sulfureux par le chauffage et de l'acide chlorhydrique libre par le carbonate d'argent qui forme le chlorure d'argent insoluble.

Le liquide filtré obtenu après cette dernière opération était presque incolore et parfaitement clair. Il avait la toxicité spécifique du poison putride.

En 1868, les auteurs obtiennent enfin, en forme cristalline, le sel de ce poison avec l'acide sulfurique qu'ils appellent le sulfate de sepsine [1]. Ce sel se révéla éminemment toxique.

Injecté à la dose de 0,01 dans la veine du chien, il provoquait immédiatement des vomissements et peu après la diarrhée, même sanguinolente. A

---

1. Voici le procédé suivi par les auteurs:

La levure putride est soumise à la dialyse. Le liquide dialysé, fortement acidulé par l'acide chlorhydrique, est précipité par le sublimé. Le filtrat, après cette précipitation, est alcalinisé fortement avec le carbonate de soude et de nouveau précipité par le sublimé. Le précipité est décomposé par l'hydrogène sulfureux, l'acide chlorhydrique précipité par le carbonate d'argent, le liquide est filtré et évaporé à siccité. Le résidu est dissous dans l'alcool, filtré et traité par l'acide sulfurique qui provoque la formation des cristaux du sulfate de sepsine.

l'autopsie on trouva des ecchymoses hémorragiques dans l'estomac et l'intestin[1].

La publication de *Bergmann* et *Schmiedeberg* produisit une émotion profonde dans le monde savant. Pendant un certain temps on a cru tenir enfin le fameux poison putride dont l'existence a été démontrée par *Gaspard*, dont la nature purement chimique a été mise hors de doute par *Panum* et que *Bergmann* et *Schmiedeberg* ont obtenu maintenant sous forme de cristaux. L'unique sepsine pouvait dorénavant servir à expliquer tous les accidents divers de la septicémie médicale et chirurgicale. On croyait que la voie était enfin ouverte pour l'interprétation facile de toutes les infections.

On s'était mis activement à la recherche et à l'étude de cette sepsine. *Petersen* et *A. Schmidt* l'ont retrouvée dans le sang putride. Ils confirmèrent les données de *Bergmann* et *Schmiedeberg*.

Cependant, on a bientôt reconnu l'impossibilité de ramener tous les effets du poison putride à la seule et unique sepsine.

D'abord, elle ne se trouve pas dans toutes les substances putréfiées. Ainsi, par exemple, *M. Fischer* ne l'a pas trouvée dans le pus putride. *Bergmann* lui-même, en appliquant sa méthode d'extraction aux différentes matières pourries, a

---

1. Bergmann und Schmiedeberg, *Ueber das schwefelsaure Sepsin.* (*Centralblatt f. medic. Wissensch.*, 1868.)

isolé des substances qui n'avaient rien de commun avec la sepsine.

D'autres corps toxiques furent extraits des matières putrides.

Zuelzer et *Sonnenschein* ont trouvé un autre alcaloïde septique dans les infusions de viande putréfiée. Ce corps avait toutes les réactions des alcaloïdes des végétaux comme l'atropine ou la hyosciamine. Il possédait aussi l'action physiologique de ceux-ci. Injecté sous la peau des animaux, il provoquait la dilatation de la pupille, le relâchement de la tunique intestinale et l'exaltation de l'activité cardiaque[1].

On devait conclure que les poisons produits par la putréfaction étaient nombreux et différents, suivant des conditions qu'il s'agissait de préciser. Et dans le chapitre suivant nous allons étudier les travaux des investigateurs qui cherchèrent à élucider le déterminisme de la putréfaction et de la septicémie.

Seulement, nous verrons qu'étudiant les différentes causes possibles influant sur la production du poison putride, on en écartait la principale : l'intervention des microbes. Forts des données de *Panum* et de *Schmiedeberg* et *Bergmann* on croyait à

---

1. ZUELZER und SONNENSCHEIN, *Ueber das Vorkommen eines Alkaloïdes in putriden Flüszigkeiten.* (*Berliner klinische Wochenschrift*, 1869.)

la nature exclusivement chimique du poison putride et on niait l'importance de l'intervention microbienne. Entre l'école chimique et les vitalistes s'engagea une lutte mémorable qui finit par la victoire complète de ceux-ci, — victoire qui rejeta dans l'oubli profond les résultats acquis par l'étude chimique du poison putride[1].

1. Le point de vue purement chimique a été soutenu avec beaucoup d'énergie par *Hiller*.
HILLER, *Die Lehre von der Fäulniss*, Berlin, 1879.

CHAPITRE II

L'ÉTIOLOGIE MICROBIENNE DE LA PUTRÉFACTION
ET DES INFECTIONS

Sommaire : Lutte entre la doctrine chimique et la doctrine
vitaliste. Les contradictions dans les résultats obtenus par les
chimistes. Leur explication insuffisante par suite de l'absence
de la notion de spécificité. Victoire définitive de la doctrine
vitaliste. Les maladies infectieuses sont reconnues être causées par les fermentations spécifiques.

Depuis l'antiquité, deux doctrines adverses se
trouvaient en présence dans l'interprétation de
l'étiologie des maladies putrides et infectieuses.
Nous venons d'exposer les résultats acquis par
l'une d'elles, — la doctrine chimique qui croyait que
les matières en voie de décomposition constituaient
des poisons suffisants pour expliquer tous les
symptômes des infections et que les microbes
qu'on trouvait dans ces matières putrides n'étaient
que des satellites inconstants et inoffensifs des
poisons chimiques. La théorie adverse, au contraire, celle des contagionnistes, affirmait que les
microbes sont précisément les seuls agents de
la putréfaction et des maladies infectieuses et

de même que les matières inanimées, ne s'altèrent
pas et ne fermentent pas sans l'intervention des
microbes, de même l'introduction de ceux-ci est
indispensable pour la production de la maladie.
Nous allons voir maintenant comment cette doctrine vitaliste a définitivement vaincu son adversaire.

Les recherches chimiques et toxicologiques sur
les poisons putrides ne réalisaient pas la condition
fondamentale de tout travail scientifique : elles
n'aboutissaient pas à des résultats toujours constants. L'analyse chimique révélait des propriétés
différentes dans les principes actifs isolés. L'expérimentation dans les mains des différents savants
ne produisait pas les mêmes symptômes et les
mêmes lésions avec le poison putride qui paraissait
le même. Cette inconstance des résultats a été
bientôt aperçue par les chercheurs.

Voici, par exemple, comment s'exprime l'un
d'eux :

« On voit que les savants ne sont pas d'accord
ni sur la pathologie de l'infection putride ni sur sa
nature. Ainsi, certains auteurs (*Henner, Schmidt,
Petersen*) admettent que les convulsions et les accès
tétaniques sont des caractères importants de
l'infection putride ; les autres, au contraire (*Dupuis,
Sedillot, Stich, Raison* et *Schmitz*) ne les ont jamais
ou rarement vus. Même l'existence des vomisse-

ments et de la diarrhée, qui servent pour la plupart d'un caractère pathognomonique de l'infection putride, est niée par certains expérimentateurs, même pour les cas d'intoxication mortelle. La même chose se laisse dire des lésions anatomiques qui ont été décrites pour l'infection putride. Ainsi *Gaspard, Leuret, Virchow, Panum, Stich, Henner, Bergmann* et autres admettent que l'inflammation hémorragique de la muqueuse intestinale est une lésion caractéristique ; tandis que d'autres (*Dupuis, Sedillot, Billroth, Raison* et *Schmidt*) ont trouvé dans les cas mortels la muqueuse intestinale intacte. Plusieurs auteurs croient que les ecchymoses sanguines dans les différents organes, appartiennent en propre à l'intoxication putride (*Gaspard, Leuret, Virchow, Weber, Bergmann*); les autres ne les ont pas vues dans leurs autopsies. On peut dire la même chose de la rate. *Bergmann* croit que ses modifications sont constantes et pathognomoniques dans l'infection putride, *Davaine* au contraire affirme que précisément l'absence de l'hypertrophie de la rate dans l'intoxication putride permet de la différencier du charbon[1]. »

On s'occupa à trouver les causes de ces variations dans les résultats de l'expérimentation.

---

1. Rawitsch, *Zur Lehre von der putriden Injection und deren Beziehungen zum sogenannten Milzbrand.* Berlin, 1872.

On invoquait pour les expliquer la provenance différente des substances putrides, la viande putréfiée agirait autrement que le sang altéré. On insistait encore sur les différences dans l'action du poison putride, selon les endroits différents de son introduction dans l'économie animale : on distinguait surtout les effets de l'injection sous-cutanée de ceux de l'introduction intraveineuse. Dans le premier cas on provoquait une inflammation locale plus ou moins intense, compliquée par la suppuration et la gangrène. Dans le second cas apparaissait l'infection septique telle que nous l'avons vue précédemment avec Gaspard. On invoquait encore la réceptivité variable des animaux d'expérience suivant leur espèce, leur race et leur âge. Mais surtout on avait constaté, que la toxicité des produits putrides subit des variations très considérables au cours même de la putréfaction. Tandis que, d'après l'opinion générale, les matières putréfiées devraient être de plus en plus toxiques suivant qu'elles se décomposent davantage, les recherches expérimentales avaient révélé ce fait inattendu que ce sont les premiers stades seulement de la putréfaction qui donnent naissance aux poisons les plus violents. *Billroth* montra que le pus relativement frais, « même quand il n'est pas putride, mais se comporte comme le pus bon et louable », peut produire, par l'injection intraveineuse, des accidents inflammatoires et fébriles très violents menant à l'issue mortelle. *H. Fischer* démontra que le pus très toxique du début perd en se putréfiant sa toxicité spécifique et septique. *Bergmann* a trouvé que le sang putride est le plus toxique dans les premiers 4-6 jours. *Hiller* a fait la même constatation.

Samuel a étudié cette question en détail. Il a reconnu trois périodes dans la toxicité des substances putrides : phlogogène, septogène et pyogène. Dans la première, l'inoculation des produits putrides est suivie des phénomènes inflammatoires passagers qui disparaissent sans laisser de troubles locaux ou généraux. Dans le stade septogène naissent les produits toxiques spécifiques qui provoquent la vraie « infection septique ». C'est ici qu'on trouve les plus terribles phénomènes généraux et locaux de la septicémie ; ceux-ci allant jusqu'à la gangrène septique, ceux-là jusqu'à la septicémie fulminante qui tue avec la rapidité de l'acide cyanhydrique. Plus tard ces phénomènes septiques s'atténuent peu à peu pour ne laisser subsister dans le stade pyogène que les suppurations toujours localisées et bénignes [1].

Mais toutes ces distinctions, malgré leur intérêt

---

1. Toutes ces recherches sont exposées en détail chez : HILLER, *Die Lehre von der Fäulniss*. Berlin, 1879.

considérable, ne suffisaient pourtant pas à expliquer les résultats inconstants et dissemblables des expérimentateurs.

Il restait toujours une différence inconciliable entre le poison chimique de *Panum* dont l'activité dépendait de la dose injectée et le virus de *Davaine* qui agissait à des doses infinitésimales et qui se retrouvait accru dans les cadavres. Il était évident que les septicémies dont parlaient les différents auteurs, étaient tout à fait différentes et que leurs différences reposaient sur un facteur tout autrement puissant que ceux invoqués par les chimistes. Mais surtout la doctrine chimique était impuissante à expliquer le fait remarquable trouvé par *Coze et Feltz*, confirmé par *Davaine* et par beaucoup d'autres expérimentateurs, comme par exemple *Hiller* lui-même. Le poison septique, au lieu de s'affaiblir par dilution comme tous les poisons chimiques dans les cadavres des animaux qu'il avait tués, s'y retrouvait exalté. C'était évidemment un poison spécial apte à se reproduire comme les êtres vivants. De là il n'y avait qu'un pas à faire pour conclure que ce poison était constitué par des bactéries. On pouvait, il est vrai, se réfugier encore dans l'hypothèse de *Liebig* et de *Robin* que les ferments solubles sont des matières albuminoïdes en voie de décomposition qui peuvent transmettre leur altérabilité à d'autres corps

et se reproduire de cette manière indéfiniment[1] ;
mais cette hypothèse de *Liebig* venait d'être
ruinée complètement dans ses applications chimiques par *Pasteur* qui démontra péremptoirement
que la fermentation (ou la décomposition) n'existait
pas en dehors de la vie des ferments organisés[2].

Du reste, les contagionnistes ne se bornaient
nullement à la critique de la doctrine chimique.
Ils accumulaient en abondance les documents
positifs en faveur de leurs idées. Ils ont montré
que certains microbes, isolés des produits morbides, peuvent produire des maladies déterminées.
Ainsi, il fut prouvé que le charbon, rangé jadis
parmi les fièvres putrides, était produit par la
bactéridie de *Davaine*; que la septicémie était
causée chez l'homme par le vibrion septique de
Pasteur; que les différentes septicémies et pyémies
chez les animaux avaient chacune son agent
pathogène spécial, le microbe vivant trouvé par
Koch. En même temps s'établissait la notion fondamentale mise en avant par *Ferdinand Cohn* sur
la spécificité des bactéries qui constituaient chacune
un être à part caractérisé par sa morphologie et

---

1. Picot, *Les grands processus morbides.* Paris, 1878. Tome II,
cinquième partie.

2. Cette lutte est exposée magistralement dans :
Löffler, *Vorlesungen über die geschichtliche Entwickelung der
Lehre von der Bacterien.* Berlin, 1887.

par ses fonctions chromogènes, zymotiques ou pathogènes. *Weigert* et *Ehrlich* apportèrent les procédés de coloration par les couleurs d'aniline pour servir à reconnaître les bactéries. *Koch* introduisit l'éclairage Abbé et la méthode de culture sur les milieux solides qui ont fait faire des pas immenses en avant à la connaissance des microbes. Ainsi, fut constituée la bactériologie dont les progrès rapides sont devant tous les yeux. Il a été reconnu ainsi avec certitude que les maladies infectieuses sont dues à l'action des microbes.

La doctrine vitaliste n'était pas en contradiction absolue avec les résultats obtenus par les chimistes, et *Panum* a le mérite d'avoir compris, comme plus tard *Selmi* et *Brieger*, la possibilité de concilier les deux théories.

Panum disait : Il est incontestable que mon poison putride est purement chimique. Mais, il pourrait être produit par un microbe et un microbe déterminé. Dans les maladies peuvent jouer un rôle considérable, suivant les cas et le poison chimique, et le microbe pathogène, et la production du poison par le microbe.

Mais la voix conciliatrice de *Panum* ne fut pas écoutée, et les chimistes tentèrent encore de s'opposer à la marche victorieuse de la bactériologie. Ils continuaient à apporter des preuves en faveur de cette idée : que les microbes n'étaient que de simples satellites des poisons de *Panum*, *Bergmann* et *Schmiedeberg*. Ils filtraient les produits toxiques sur des filtres de papier ou d'argile et étudiaient les effets des liquides filtrés. Ils employaient la chaleur, la dialyse, les différents réactifs chimiques pour éliminer les microbes vivants de leurs expériences. Ils cultivaient les microbes dans les milieux privés des substances albuminoïdes pour montrer que dans ces cas ils sont inoffensifs (*Hiller*). Mais, pour la bactériologie, toutes ces expériences des chimistes étaient nulles et non avenues, car elles ne pouvaient être bien conduites sans la connaissance préalable des propriétés des bactéries. Plus encore: Toutes les expériences sur l'intoxication où se faisait sentir l'influence d'un poison chimique, ne pouvaient que gêner les bactériologistes, apportant un facteur supplémentaire dans leur étude des fonctions des bactéries. Il est tout naturel que, dans ces conditions, les bactériologistes aient creusé un fossé profond entre l'intoxication et l'infection[1]. L'intoxication se caractérisait par l'apparition subite des accidents, par la proportionnalité des effets aux doses, doses toujours considérables, par l'absence de spécificité, car elle pouvait être produite par les bactéries les plus banales, injectées en quantité suffisante. Elle devait être soigneuse-

---

1. R. Koch, *Zur Untersuchung pathogener Mikroorganismen.* (*Mittheil. aus dem Kais. Gessundheitsam.*, t. I. Berlin, 1881.)

ment évitée dans les études bactériologiques. Celles-ci ne s'occupaient que de l'infection qui était produite par la vie et la multiplication des microbes spécifiques dans le corps animal. Elle était indépendante de la dose des microbes introduits dans le corps animal, puisqu'ils s'y multiplient, et elle apparaissait après une incubation nécessaire à leur multiplication. La maladie infectieuse était une fermentation spécifique, liée à la vie et à la multiplication du microbe pathogène comme la fermentation alcoolique dépend de la vie de la levure de bière.

En expulsant l'intoxication de leur domaine, les bactériologistes ont rejeté dans l'oubli toutes les recherches expérimentales sur les poisons chimiques. Et le dualisme de l'intoxication et de l'infection pesa pendant longtemps sur le développement de la microbiologie. Mais, pendant ce temps, les poisons microbiens ont réapparu dans une tout autre science, et leur étude s'y poursuivait en dehors de la bactériologie.

CHAPITRE III

LA DÉCOUVERTE DES PTOMAÏNES

SOMMAIRE : *Selmi* attire l'attention sur les ptomaïnes retirées des cadavres. — Leucomaïnes et ptomaïnes de *Gautier*. — Les recherches de *Brieger* sur les ptomaïnes.

Dans un procès célèbre où le domestique du général *Gibbone* était accusé de la mort de celui-ci, les chimistes ont trouvé dans le cadavre l'alcaloïde delphinine. Mais, *François Selmi*, professeur de chimie à Bologne, à qui était confiée la contre-expertise, démontra, par une analyse chimique détaillée, que la base, isolée par les premiers experts, se distinguait de la delphinine et d'autres alcaloïdes d'origine végétale. Pour *Selmi*, la base en question était d'origine animale et provenait de la putréfaction du cadavre. Cette opinion de *Selmi* était en désaccord complet avec la conviction générale d'après laquelle les alcaloïdes ne pourraient être produits que par les végétaux. Aussi, l'issue du procès *Gibbone* a produit une certaine impression dans le monde savant.

Bientôt après, des faits analogues sont venus et ont attiré de plus en plus l'attention sur les recherches de *Selmi*.

Dans le procès de la veuve *Sonzogno* à Crémone, les premiers experts avaient trouvé la morphine dans le cadavre. *Selmi* démontra d'une façon péremptoire qu'il ne s'agissait là que d'une base cadavérique.

Enfin, dans un troisième procès célèbre, la discussion s'engagea entre deux chimistes les plus autorisés de l'Italie, *Fr. Ciotta* et *Selmi*. Tandis que le premier croyait à l'empoisonnement par la strychnine, *Selmi* affirmait la provenance cadavérique de la base trouvée. Le prévenu fut acquitté. Cette possibilité de la controverse au sujet des corps qu'on croyait si bien connus et caractérisés par des réactions spécifiques comme la morphine et la strychnine, fut cause de l'intérêt particulier qu'on a prêté à la question des alcaloïdes cadavériques, et tout d'abord aux recherches de *Selmi*.

Depuis 1870, *Selmi* faisait des investigations expérimentales et chimiques sur les bases organiques qu'on trouve dans les cadavres. Sur cet ordre de recherches il était conduit par la constatation de la présence dans les cadavres des substances qui possèdent des réactions générales des alcaloïdes et même leurs réactions spécifiques, mais qui pouvaient en être distinguées par l'absence de toute action toxique. *Selmi* eut l'idée que des alcaloïdes analogues à ceux d'origine animale pourraient se produire du fait de la putréfaction. Pour vérifier cette idée, il institua toute une longue série de recherches sur les cadavres exhumés dont la maladie, la mort et la durée de sépulture lui étaient connues. Il y décela, en effet, un grand nombre d'alcaloïdes inoffensifs ou toxiques avec des propriétés chimiques différentes et plus ou moins semblables aux alcaloïdes des végétaux. Il leur donna le nom des ptomaïnes ou alcaloïdes cadavériques.

Poursuivant plus loin ses recherches sur l'origine de ces produits, *Selmi* démontra enfin péremptoirement leur provenance de la putréfaction des matières albuminoïdes, car il trouva que les ptomaïnes prennent aussi naissance dans l'albumine d'œuf pourrie [1].

Ces découvertes de *Selmi* battaient trop en brèche toutes les idées admises pour être accueillies sans résistance. Mais nous avons déjà dit comment elles s'imposèrent, dans les procès criminels, à l'attention du monde savant. Ces expertises de *Selmi* en Italie ont eu aussi leur pendant en Allemagne dans le procès retentissant de *Brandes-Klebs* en 1874.

---

1. SELMI, *Ptomaïne od alcaloïdi cadaverici.* Bologna, 1881.

On avait isolé du cadavre de Klebs un alcaloïde très toxique que les experts avaient identifié avec la coniïne. L'illustre chimiste *Otto* démontra que la base en question n'était ni coniïne, ni nicotine quoiqu'elle ressemblât à ces alcaloïdes. *Otto* supposa que c'était une ptomaïne. Il est instructif de faire remarquer que tandis que les experts chimistes se rangèrent à l'avis d'*Otto*, les médecins, au contraire, rejetèrent la supposition sur l'origine cadavérique de la base isolée et la déclarèrent pour un alcaloïde végétal, en raison de sa grande toxicité.

Tous ces procès et les communications de *Selmi* ébranlèrent la doctrine sur l'origine exclusivement végétale des alcaloïdes et mirent à l'ordre du jour, l'étude des ptomaïnes.

On se rappela alors que *Selmi* n'était pas le premier à trouver des bases organiques d'origine animale.

Ainsi, *Marquardt*, de Stettin, en 1865, retira du cadavre humain un alcaloïde toxique semblable à la coniïne. Il l'appela septicine.

En 1868, *Dupré* et *Bence Jones* ont trouvé dans le corps des animaux et de l'homme une substance offrant beaucoup de réactions chimiques propres aux alcaloïdes. Elle avait en solution aqueuse une fluorescence bleue comme le sulfate de quinine et fut appelée la quinoïdine animale. La même année

Marquardt et *Græber* décrivirent une base qu'on peut retirer des cadavres.

Sonnenschein, en 1869, a cru trouver la coniine dans un cadavre qui en réalité ne la contenait pas. La base de *Sonnenschein* était dépourvue de toxicité.

Tous ces faits trouvèrent ainsi leur explication naturelle dans l'existence des ptomaïnes de *Selmi*, produites par la putréfaction.

On se rappela encore du poison putride de *Panum* et des alcaloïdes de putréfaction, décrits par *Begmann* et *Schmideberg*, *Sonnenschein* et *Zülzer*, dont nous avons parlé précédemment.

Si, par conséquent, *Selmi* n'était évidemment pas le premier à trouver les bases animales, il lui appartient incontestablement le mérite d'avoir été le premier à les soumettre à des recherches approfondies et à bien comprendre toute leur importance. Il faut notamment savoir que pour *Selmi* l'intérêt de l'étude des ptomaïnes ne se bornait aucunement à la médecine légale à cause de leur simulation des alcaloïdes végétaux. *Selmi*, au contraire, avait bien saisi la signification qu'elles pouvaient avoir pour la chimie biologique et la physiologie pathologique. Dans la chimie biologique, les ptomaïnes étaient pour *Selmi* une nouvelle démonstration de l'absence de limites tranchées entre les règnes végétal et animal. Au dépens des matières animales pouvaient être produits des alcaloïdes tout à fait semblables à ceux qu'on croyait jusqu'à *Selmi* l'apanage exclusif des végétaux. Pour la pathologie générale, l'importance des découvertes de *Selmi* était encore plus grande. Les mêmes substances que les microbes pouvaient produire au dépens du corps animal mort, ils pourraient les élaborer dans le même corps envahi pendant la vie : autrement dit, la maladie infectieuse, produite par les microbes, pourrait donner lieu à la formation des ptomaïnes dans l'organisme malade. En effet, *Selmi* a trouvé des ptomaïnes dans les urines dans les cas de la fièvre typhoïde, de la pneumonie, du tétanos. La mort prématurée de *Selmi* arrêta ces importantes recherches. Mais ce savant a eu la satisfaction de voir le gouvernement italien nommer une commission spéciale pour l'étude des ptomaïnes. *Selmi* était élu président de cette commission.

Le mouvement imprimé à la science par *Selmi* fut très considérable. Un grand nombre de travaux ont été publiés sur les ptomaïnes. Nous ne pourrons, malheureusement, que citer en passant les plus importants de ces travaux en renvoyant les lecteurs aux nombreuses revues consacrées spécialement à ces questions [1].

---

1. HUSEMANN, *Die Ptomaïne und ihre Bedeutung für die gerichtliche Chemie und Toxicologie* (*Archiv. der Pharmacie*, Bd 16, 17, 19, 20 et 21).

ŒFFINGER, *Die Ptomaïne oder cadaver alcaloïde*. Wiesbaden, 1885.

Morrigia et *Battistini* montrèrent en 1875 qu'on trouve dans les cadavres des ptomaïnes très toxiques dont l'action est très semblable à celle de curare. *Rorsch* et *Fassbender* trouvèrent dans le cadavre une ptomaïne analogue par son action à la digitaline. *Brouardel* et *Boutmy*, une base très semblable à la vératrine.

Nencki donna, en 1876, la première analyse d'une ptomaïne, obtenue par la putréfaction de la gélatine avec le pancréas. C'était la collidine, une base déjà extraite des produits de distillation de l'huile animale.

Gautier et *Etard* définirent chimiquement en 1881 deux autres bases : la parvoline et l'hydrocollidine, trouvées dans les produits de décomposition du poisson et de la viande, du cheval et du bœuf. La quatrième ptomaïne définie, c'est la corindine trouvée en 1883 par *Quareschi* et *Mosso* et retrouvée plus tard par *Oecksner* et de *Coninck*.

Nous devons nous arrêter plus longuement sur les recherches extrêmement importantes dues à *Armand Gautier*.

Gautier annonça déjà en 1874 que, pendant la putréfaction de la fibrine, il se forme une certaine quantité d'alcaloïdes fixes et volatiles.

En 1881-1883 il a fait avec *Etard* une série de recherches qui firent connaître la nature chimique de certaines ptomaïnes de putréfaction

comme appartenant aux séries pyridique et hydro-
pyridique.

Mais la science doit à *Gautier* non seulement
ces importantes acquisitions factiques, il a aussi
émis et défendu avec beaucoup de talent des idées
générales sur la signification et la genèse des
ptomaïnes [1].

Pour *Gautier* toutes les décompositions des corps
albuminoïdes qui se font à l'abri de l'air donnent
naissance aux alcaloïdes. La putréfaction s'accom-
pagne toujours de la formation des ptomaïnes.
Mais la vie normale des animaux qui, dans une
grande partie, se fait en absence d'oxygène libre,
conduit aussi à la formation des bases organiques
que *Gautier* a réunies sous le nom de leucomaïnes
(leucom-blanc d'œuf). Telles sont la xanthine, la
créatine, etc. Dès que les perturbations des conditions normales de la vie augmentent le manque
d'oxygène dans le corps, comme le font l'anémie
ou les maladies infectieuses, alors naissent les
produits basiques ou les ptomaïnes en nombre
plus considérable.

La non-élimination des leucomaïnes normales
ou la production des ptomaïnes sont autant de
causes d'intoxication de l'organisme. Certaines

---

1. GAUTIER, *Sur les alcaloïdes dérivés de la destruction bactérienne ou physiologique des tissus animaux. Ptomaïnes et leucomaïnes.* (*Bull. de l'Acad. de médecine*, 12 et 16 janvier 1886.)

leucomaïnes sont extrêmement toxiques : ainsi, par exemple, les sécrétions des différents animaux à venins. (Déjà, en 1866, *Zalewsky* avait isolé du venin de salamandre, l'alcaloïde samandarine.)

On voit avec quelle ampleur de vue *Gautier* établissait sa conception sur l'origine en somme identique des alcaloïdes chez les végétaux, les animaux et les microbes ; ces bases de la même nature proviendraient partout de la même source, des albumines ; partout dans les mêmes conditions fondamentales, décomposition en l'absence de quantité d'oxygène suffisante. Guidés par ces idées générales, *Gautier* et ses élèves trouvèrent un grand nombre des leucomaïnes nouvelles. Mais l'exposé de leur histoire ne rentre pas dans le plan de notre livre [1].

L'étude des ptomaïnes proprement dites, qui nous intéressent plus particulièrement ici, doit ses grands progrès dans ces dernières années surtout aux recherches de *Brieger*[2]. *Brieger* a fait l'étude

1. GAUTIER, *Chimie biologique*. Paris, 1892.

HUGOUNENQ, *Les alcaloïdes d'origine animale*. Paris, 1886.

ROUSSY, *Ptomaïnes et leucomaïnes*. (*Revue des sciences médicales*, t. XXXI, 1888.)

2. BRIEGER, *Untersuchungen über Ptomaïne*, 3 volumes. Berlin, 1885-1886. (Traduction française sous le titre : *Microbes, ptomaïnes et maladies*. Paris, 1886.)

BRIEGER, *Beitrag zur Kentniss der Zusammensetzung des Mytilotoxius nebst einer Uebersicht der bisher in ihrer Haupteigenschaften bekannten Ptomaïne und Toxine*. (*Virchow's Arch. f. Path. Anat.*, 1889, t. 115, p. 483.)

systématique d'un grand nombre de questions, soulevées par l'histoire des ptomaïnes. Grâce aux méthodes chimiques perfectionnées, il a réussi à isoler de nombreuses ptomaïnes parfaitement définies comme unités chimiques. Nous indiquerons les principaux résultats qu'il avait obtenus. Vu la facilité avec laquelle les ptomaïnes se forment au sein des substances albuminoïdes en putréfaction, *Brieger* se posa la question de savoir si les alcaloïdes ne pouvaient pas résulter déjà de la simple dissolution des albumines par les ferments solubles. En effet, en laissant digérer la viande par la pepsine, il a constaté l'apparition, parmi les produits de cette digestion, d'une base organique convulsivante qu'il appela la peptotoxine.

Nous reviendrons plus tard sur ce résultat remarquable qui a une importance énorme pour toute la question des ptomaïnes.

Dans les cadavres pourris et dans la viande des mammifères et des poissons pourris, *Brieger* a trouvé un certain nombre des bases comme des représentants constants des ptomaïnes de la putréfaction. Elles appartiennent toutes à la catégorie des ammoniaques composées ou amines. Outre les méthyl et éthylamines, Brieger a isolé à l'état de pureté parfaite la cadavérine, la putrescine, la neurine, la muscarine, l'éthylendiamine, la saprine, la mydaléine et un grand nombre d'autres.

Ce sont surtout les diamines.

Enfin, *Brieger* a repris l'idée de *Panum* et de *Selmi* et fit l'étude des ptomaïnes produites par les microbes des maladies infectieuses. Il a étudié ainsi les bases formées dans les cultures par le bacille typhique et tétanique, par le vibrion cholérique. Mais, par ces dernières études, *Brieger* est entré dans la période nouvelle de l'évolution des idées sur le rôle des poisons bactériens, période qui sera exposée dans le chapitre suivant.

A. — *Sur la constitution des alcaloïdes artificiels et naturels.*

Le premier alcaloïde végétal (morphine) a été découvert par *Sertürner* en 1806. Depuis, le nombre des bases organiques, retirées des végétaux ou préparées artificiellement, est devenu très considérable, et dans ces dernières années on a enfin réussi à déterminer leur constitution.

Les principaux alcaloïdes dérivent de la pyridine qui a beaucoup d'anologie avec le benzol.

La pyridine est un benzol où un atome d'azote N, qui est trivalent, remplace le groupe CH qui a aussi trois atomicités libres.

Dans la formule de pyridine, les atomes d'hydrogène peuvent être remplacés par les groupes monovalents — H-$\overset{\text{C}}{\underset{\text{H}}{|}}$-H — ou ($CH_2$).

On aura ainsi la picoline. Si cette substitution se fait deux fois, on aura la putidine ; avec 3 groupes CH_2 au lieu de 3 atomes d'hydrogène, on obtient la collidine, et après une nouvelle substitution la corindine.

Tous ces produits sont des bases énergiques obtenues artificiellement par la distillation sèche des os (huile de Dippel).

La collidine et la corindine nous sont déjà connues, car elles ont été aussi trouvées dans les produits de la putréfaction.

Les alcaloïdes naturels des végétaux sont un peu plus complexes, mais ils sont aussi les produits de substitution de la pyridine ou de la pipéridine qui est la pyridine hydrogénée.

Ainsi, la coniine est une propylpipéridine ou une pipéridine où un atome d'hydrogène est remplacé par le groupe monoatomique C_3H_7 qui s'appelle propyl. D'autres alcaloïdes des végétaux dérivent de la quinoline qui correspond à la naphtaline où un atome N remplace le groupe CH.

Nous n'avons pas besoin d'y insister.

Voir PICTET. *La constitution chimique des alcaloïdes végétaux.* Paris, 1888.

B. — *Sur les amines.*

L'ammoniaque a la formule NH_3 ou $N{-}{\overset{\displaystyle -H}{\underset{\displaystyle -H}{\vphantom{|}}}}$. Les atomes d'hydrogène dans l'ammoniaque peuvent être remplacés par les radicaux alcooliques. Cette substitution donne naissance aux ammoniaques composées ou les amines.

Ainsi, l'alcool méthylique a la formule CH_3-HO. Dans cette formule CH_3 est le radical alcoolique qui s'appelle méthyl, combiné au groupe HO qui s'appelle hydroxyle. Le méthyl peut remplacer un, deux ou trois atomes d'hydrogène dans l'ammoniaque. On aura mono-méthylamine, diméthylamine, triméthylamine.

$$N \begin{matrix} - H \\ - H \\ - CH_3 \end{matrix} \qquad N \begin{matrix} - H \\ - CH_3 \\ - CH_3 \end{matrix} \qquad N \begin{matrix} - CH_3 \\ - CH_3 \\ - CH_3 \end{matrix}$$

Les radicaux alcooliques bivalents peuvent s'unir à deux molécules d'ammoniaque.

Les corps qui en résultent s'appellent les diamines. Ainsi éthylen — $C_2 H_4$ — qui a les deux atomicités libres forme éthylendiamine

$$\begin{matrix} - C_2 H_4 - \\ N - H \quad H - N \\ - H \quad\quad H - \end{matrix}$$

La plupart des ptomaïnes de Brieger sont des diamines. Ainsi, la putrescine est une tétraméthylendiamine, le radical alcoolique bivalent CH_2 s'appelle le methylen :

$$\begin{matrix} - H \quad\quad\quad\quad\quad\quad\quad\quad\quad H - \\ N - CH_2 - CH_2 - CH_2 - CH_2 - N \\ - H \quad\quad\quad\quad\quad\quad\quad\quad\quad H - \end{matrix}$$

la cadavérine est une pentaméthylendiamine :

$$N \begin{array}{c} - H \\ - CH_2 - CH_2 - CH_2 - CH_2 - CH_2 - CH_2 \\ - H \end{array} \begin{array}{c} H - \\ - N, \text{ etc.} \\ H - \end{array}$$

Voir BRIEGER, *Beitrag zur Kentniss der Zusammensetzung des Mytilotoxins nebst einer Uebersicht der bisher in ihrer Haupteigenschaften bekannten Ptomaine und Toxine.* (*Wirchow's Archiv. f. Pathol. Anat.*, 1889, t. 115, p. 483.)

CHAPITRE IV

L'INFECTION EST UNE INTOXICATION PAR LE POISON
MICROBIEN

Sommaire : La bactériologie croit pouvoir expliquer l'infection
par l'envahissement de l'économie animale par les microbes.
Trois maladies, diphtérie, choléra, tétanos, où cette explication n'est pas possible. Découverte de la vaccination chimique.
Découverte des différents poisons chimiques des bactéries
qui peuvent reproduire tous les symptômes de la maladie
sans intervention des microbes. Point de vue actuel : la maladie
infectieuse est une intoxication par le poison du microbe
pathogène.

Nous avons quitté la bactériologie au moment
où, remportant sa victoire décisive sur l'étiologie
chimique des maladies infectieuses, elle était
amenée à nier l'importance des poisons produits
par les microbes. La faculté des bactéries de fabriquer des poisons ne présentait aucun intérêt pour
les bactériologistes, car elle appartenait aux
bactéries banales, celles de la putréfaction, qui
poussent sur les matériaux privés de vie, tandis
que les bactéries pathogènes étaient caractérisées
par leur pouvoir de se développer dans l'organisme vivant et de l'envahir.

Se souvenant de ce qu'elle était née de l'étude

de la fermentation, la bactériologie assimilait volontiers à celle-ci la maladie infectieuse. Comme la fermentation alcoolique avait trouvé son explication provisoire dans la vie sans air de la levure, on croyait expliquer la maladie par la vie du microbe dans le corps animal.

Ainsi, par exemple, dans la maladie charbonneuse dont l'étude a été intimement mêlée aux premiers pas de la bactériologie, et qui avait pendant longtemps servi de type aux autres maladies bactériennes, les animaux meurent avec une grande quantité de bactéridies dans le sang de tous les organes. On croyait que la mort des animaux était amenée précisément par cette masse énorme de corps étrangers envahissant les humeurs animales. On invoquait, pour préciser le mécanisme de la maladie, les effets mécaniques de la présence de ces corps étrangers dans le sang et les embolies capillaires qui en résultent. On invoquait aussi la soustraction de l'oxygène aux globules rouges par les bactéridies charbonneuses, le manque d'oxygène dans les tissus et l'asphyxie qui en serait la suite. On croyait encore à l'asphyxie de l'animal par l'acide carbonique dégagé par les microbes.

D'une manière plus générale, on pensait à la nutrition énergique de la bactéridie qui s'empare des aliments des cellules animales et les tue affamées par l'inanition.

Plus souvent encore, on se contentait des expressions tout à fait vagues sur la lutte pour la vie entre la cellule animale et le microbe, sur la concurrence vitale entre ces deux éléments, sans se préoccuper autrement de donner un contenu quelconque à ces vastes formules[1]. C'est que, nous le répétons, la bactériologie naissante était dominée par l'analogie entre la maladie infectieuse et la fermentation figurée. De même que la décomposition des matières en fermentation était produite non pas par une substance chimique ou enzyme, mais par la vie sans air des ferments, de même la maladie infectieuse était le corollaire de la vie des bactéries pathogènes dans le corps animal. Et nous venons de voir que c'est surtout aussi l'absorption de l'oxygène par les bactéries qu'on invoquait dans l'explication du mécanisme de la maladie.

Cependant, l'idée de l'intoxication qui dominait autrefois l'infection, n'était pas complètement morte. *Davaine* croyait que les bactéridies charbonneuses sécrètent un produit qui agglutine les globules rouges de sang. *Pasteur*, par la filtration des cultures charbonneuses, mit en évidence l'existence de cette diastase agglutinative. *Toussaint* invoquait l'existence d'un poison phlogistique produit par la bactérie charbonneuse. Il croyait

---

1. Duclaux, *Le microbe et la maladie*, Paris, 1886.

même pouvoir l'isoler et conférer avec lui aux animaux l'immunité contre le charbon. *Chauveau* apporta aussi des arguments en faveur de cette vaccination chimique par les poisons bactériens.

Mais, la vaccination chimique trouva un adversaire redoutable dans *Pasteur* qui croyait qu'elle ruinait sa doctrine vitaliste de la fermentation et de la maladie. Comme dans les fermentations les diastases ou ferments solubles ne jouaient qu'un rôle secondaire en préparant les substances pour les transformations principales opérées par les ferments vivants, de même les diastases de bactéries pathogènes ne pouvaient servir qu'à expliquer les symptômes peu importants de la maladie qui elle-même, ainsi que la vaccination, était due à la vie seule des bactéries.

Mais, à mesure que la bactériologie faisait ses nouvelles conquêtes, l'insuffisance de cette pathogénie des maladies infectieuses devenait de plus manifeste.

En 1884, *Löffler* trouva le bacille de la diphtérie. Il montra que ce bacille est toujours strictement localisé chez l'homme aux muqueuses lésées. De même chez les animaux, on ne le trouve qu'à l'endroit de l'inoculation et non pas dans les organes intérieurs, où il ne peut pas vivre.

Ce microbe, qui n'envahit pas l'organisme, est pourtant très pathogène. Il produit une grave maladie et la mort. *Löffler* indiquait que cette action pathogène du bacille diphtérique ne pourrait s'expliquer que par la production d'un poison chimique violent qui serait absorbé aux endroits de la végétation du bacille.

Le problème des poisons microbiens s'imposa plus impérieusement encore, lors de la découverte par *Koch* du vibrion cholérique.

Koch démontra que le vibrion du choléra asiatique ne pénètre pas dans les organes internes des gens ayant succombé à cette maladie. L'agent pathogène figuré reste toujours limité au canal intestinal. Il produit pourtant les symptômes si graves d'empoisonnement cholérique. *Koch* en a conclu que le bacille-virgule doit pouvoir sécréter un poison violent qui expliquerait le tableau clinique de la maladie. Plusieurs expérimentateurs se sont mis à la recherche de ce poison. Les cultures cholériques stérilisées en totalité, ou leurs parties filtrées, ou, enfin, les ptomaïnes extraites de ces cultures ont été trouvées douées d'une toxicité plus ou moins appréciable.

On trouva bientôt une troisième maladie bactérienne absolument inexplicable sans l'intervention du poison soluble. C'est le tétanos. Le bacille du tétanos, trouvé par *Nicolaier*, est strictement limité à l'endroit de son inoculation. Il produit pourtant une intoxication générale terrible. *Brieger* rechercha le poison tétanique. Il trouva dans les cultures du bacille et dans les muscles tétanisés plusieurs ptomaïnes spécifiques qui pouvaient provoquer chez les animaux des convulsions.

La grande importance des poisons microbiens se fit surtout sentir, grâce au triomphe de la doctrine des vaccins chimiques.

La possibilité de vacciner les animaux contre l'infection, par les produits solubles des bactéries, affirmée pour le charbon par *Toussaint* et par *Chauveau* et niée par *Pasteur*, a été établie quelques années plus tard par des recherches de nombreux savants. Parmi ceux qui avaient ouvert cette voie féconde, il faut surtout citer : *Wooldridge*, pour le charbon; *Salmon* et *Smith* pour le choléra-hog (maladie bactérienne des porcs); *Beumer* et *Peiper*, pour la fièvre typhoïde; *Charrin*, pour la maladie pyocyanique[1]. Depuis, les travaux sur la vaccination chimique se multiplièrent, et on peut, sans exagération, affirmer que l'acquisition de l'immunité dans les maladies infectieuses, se fait grâce aux produits chimiques des microbes.

Enfin, on a réussi à séparer les microbes de leurs poisons chimiques par la filtration.

Le pas décisif en cette question fut fait, pour la

---

1. BOUCHARD, *La thérapeutique des maladies infectieuses*. Paris, 1888.

diphtérie, par *Roux* et *Yersin*. Ils ont trouvé qu'en filtrant à travers le filtre *Chamberland* les cultures du bacille diphtéritique, on obtient, avec le liquide filtré entièrement privé de bacilles, des effets toxiques sur les animaux. Ces effets toxiques apparaissent comme l'infection après une incubation, s'obtiennent avec des doses minimes et ressemblent à ceux qu'on obtient avec les bacilles vivants. On peut produire, par exemple, par l'injection des cultures filtrées, les mêmes paralysies diphtéritiques qu'avec le bacille lui-même. Cette identité des effets constitue une réelle démonstration de l'idée de *Löffler* que les bacilles diphtéritiques agissent sur l'économie animale par le poison qu'ils produisent.

Les recherches de *Yersin* et *Roux* furent bientôt confirmées par *Löffler* lui-même et par beaucoup d'autres auteurs.

La connaissance du poison diphtéritique fut suivie de celle du poison tétanique. Les cultures filtrées du tétanos se sont révélées à *Knud Faber*, *Tizzoni* et *Cattani*, *Vaillard* et *Vincent*, extrêmement toxiques.

Ces cultures filtrées injectées aux animaux, reproduisaient chez eux tous les symptômes si caractéristiques du tétanos. Enfin, pour le choléra aussi, nous avons réussi à reproduire tous les symptômes typiques de la maladie avec les cultures du vibrion de *Koch* stérilisées par le chauffage discontinu. Pour beaucoup d'autres microbes, comme nous le verrons dans la suite de ce livre, on a trouvé des poisons plus ou moins violents qu'on peut séparer des microbes qui les produisent. Pour en citer quelques-uns, il faut nommer parmi les plus anciens auteurs : *Manfredi* et *Tracersa* pour le strepto-coccus de l'érysipèle, *Charrin* pour le bacille pyocyanique, *Leber* et *Christmas* pour le staphylocoque doré.

Au début de cette période de la découverte des poisons bactériens, on a pu croire et on a souvent professé qu'il faut distinguer deux classes des maladies infectieuses. Dans l'une d'elles, il faudrait ranger les microbes infectants qui produisent la maladie et la mort, uniquement par leur développement abondant dans le corps de l'animal. Ce serait par exemple la maladie charbonneuse, la septicémie pneumonique chez le lapin, la tuberculose. Ces microbes seraient dénués du pouvoir de fabriquer des poisons.

Dans la seconde classe, il fallait mettre les microbes intoxicants comme ceux du choléra, de la diphtérie, du tétanos qui ne peuvent pas pulluler abondamment dans l'économie animale, mais qui sont doués du pouvoir toxigène extrême.

Mais, cette distinction n'est pas légitime. D'abord, les mêmes microbes produisent chez

certaines espèces animales des maladies septiques
générales et des lésions locales chez d'autres
espèces : la bactéridie charbonneuse et le streptocoque lancéolé de la pneumonie en sont précisément des exemples. Un argument plus important
encore contre cette distinction est ce que dans le
cas des microbes soi-disant infectants on a réussi
à trouver aussi les poisons qu'ils préparent.

Ainsi, le poison charbonneux a été décrit par
Martin et *Christmas*; le poison pneumonique par
G. et F. *Klemperer*; les poisons tuberculeux par
Koch, *Maffucci*, *Prudden* et *Hoddenpyl*, *Straus* et
nous-même.

Par toutes les recherches que nous avons
rapportées dans ce chapitre, il a été établi d'une
manière absolument certaine que les microbes
pathogènes agissent sur l'organisme animal au
moyen des poisons qu'ils produisent. De cette
manière, l'importance des poisons microbiens
devient de nouveau extrêmement grande.

Au début de notre aperçu historique nous avons
vu que l'intoxication, pour *Hiller* et ses partisans,
dominait l'infection ; les poisons « formés au sein
des tissus en décomposition » étaient tout et les
microbes n'étaient rien dans la maladie.

Plus tard, l'importance de ces deux facteurs
s'était intervertie : l'intoxication était un phéno-
mène banal, ne méritant aucunement une attention

spéciale ; toute la maladie était produite par l'envahissement progressif de l'animal vivant par le microbe.

A présent, l'intoxication a reconquis ses droits. L'infection est considérée comme une intoxication. Mais, c'est une intoxication spéciale par le poison spécifique d'une bactérie pathogène.

Le progrès comme l'a défini *Hegel* parcourt trois étapes successives. La seconde est la négation de la première. La dernière s'approche par la forme de la première, mais elle n'est que l'explication de la contradiction des deux premières phases.

DEUXIÈME PARTIE

La toxicologie microbienne générale.

CHAPITRE V

LA NATURE CHIMIQUE DES POISONS BACTÉRIENS

SOMMAIRE : Différentes conceptions de la nature chimique des poisons bactériens. — Première étape : Les ptomaïnes. Différences entre les ptomaïnes de *Selmi*, de *Gautier* et de *Brieger*. La peptotoxine de *Brieger*. Recherches de *Salkowsky*, de *Bouveret* et *Devic*. Recherches de *Bassi* sur la typhotoxine. Travail de *Baumann*. Les ptomaïnes sont peut-être des produits artificiels. Opinion de *S. Martin*. — Deuxième étape : Les diastases. Recherches de *Roux* et *Yersin*. Critique de la notion des diastases. — Troisième étape : Les toxalbumines. Travail de *Brieger* et *Fränkel*.

Les conceptions des bactériologistes sur la nature chimique des poisons bactériens ont parcouru déjà plusieurs étapes successives, sous l'influence principalement d'autres recherches toxicologiques de chaque époque.

Panum, dont les travaux classiques méritent si souvent d'être cités, avait trouvé que le principal poison des matières putrides est insoluble dans l'alcool et se rapproche de certaines substances albuminoïdes, qui comme par exemple les peptones, ne sont pas modifiées par l'ébullition.

Mais, depuis *Panum*, l'attention des investigateurs se porta de plus en plus exclusivement sur les substances toxiques qui étaient solubles dans l'alcool et analogues aux plus redoutables des poisons connus, les alcaloïdes végétaux.

Du poison putride de *Gaspard* et de *Panum*, *Selmi*, *Gautier* et *Brieger* n'étudièrent qu'une partie, les ptomaïnes.

Envisageant leur tâche au point de vue purement chimique, ces trois savants n'ont que peu étudié l'action physiologique des substances toxiques qu'ils maniaient. Surtout, ils n'ont pas comparé comme l'avait fait *Panum*, la toxicité du poison primitif avec celle des différents extraits qu'on en retire. Le seul but de *Selmi*, *Gautier* et *Brieger* était de retirer des matières putrides en état de pureté parfaite des corps chimiques déterminés, les ptomaïnes, dont la préexistence dans ces matières ne leur semblait pas mériter une démonstration spéciale. Tous les trois ont réussi dans leurs efforts.

Mais, il serait très instructif d'entrer un peu

plus en détail dans l'examen des résultats qu'ils avaient obtenus et de comparer les ptomaïnes différentes de ces trois auteurs.

Selmi trouvait des alcaloïdes cadavériques extrêmement semblables à ceux d'origine végétale. Ainsi, par exemple, il a isolé une coniine cadavérique qui, par toutes ses réactions chimiques et par son action physiologique, n'était pas à distinguer de l'alcaloïde végétal.

Les autres chimistes contemporains de *Selmi*, trouvaient aussi, comme nous l'avons déjà vu, des ptomaïnes remarquablement voisines des véritables alcaloïdes. Nous n'avons qu'à rappeler ici les bases qui ressemblaient à la conicine (*Sonnenschein*), nicotine (*Wolkenhaar*), atropine (*Zuelzer*), vératrine (*Brouardel* et *Boutmy*).

Plus tard, *Gautier*, *Nencki*, *Quareschi* et *Mosso* ont trouvé d'autres ptomaïnes qui accompagnent constamment la putréfaction. C'était la collidine, la parvoline, la corindine, corps moins complexes que les alcaloïdes végétaux, mais appartenant encore à la série pyridique.

Plus tard encore, *Brieger* étudie la putréfaction sous ses différentes faces. Il découvre partout beaucoup de ptomaïnes nouvelles, mais il ne trouve plus ni celles de *Selmi*, ni même celles de *Gautier*. Les ptomaïnes de *Brieger* sont des diamines et n'appartiennent pas à la série pyridique.

A quoi peuvent tenir ces différences constantes et pourquoi ces chimistes ont-ils constamment trouvé ces différents produits?

Évidemment, on doit soupçonner leurs différentes méthodes d'extraction de ptomaïnes. On pourrait même croire que ces méthodes étaient aptes à créer des produits artificiels qui ne préexistaient pas dans les matières analysées. Nous ne pouvons pas entrer ici dans les détails chimiques sur les méthodes employées par *Selmi*, *Gautier* et *Brieger*.

Nous nous contenterons de l'analyse d'un seul point spécial de cette question. Nous n'étudierons que l'histoire de la peptotoxine de *Brieger*. Il est vrai que cette histoire a une importance capitale pour toute la question des ptomaïnes et de leur origine des matières albuminoïdes.

Nous avons déjà dit (voir page 38) que *Brieger* avait trouvé une ptomaïne toxique parmi les produits de la digestion peptique. En soumettant les différentes espèces d'albumine ou même de peptone à la digestion avec le suc gastrique, *Brieger* a vu se former un corps toxique soluble dans l'alcool éthylique et amylique, donnant les réactions caractéristiques des alcaloïdes. *Brieger* appelle peptotoxine cette ptomaïne qu'il suppose être une amine aromatique. Comme toutes les matières albuminoïdes en se décomposant com-

mencent par se convertir en peptones, il est tout
naturel que *Brieger* ait retrouvé sa peptotoxine au
début de toutes les putréfactions qu'il étudiait.
Elle disparaît après la première semaine. On voit
quel grand intérêt s'attache à la peptotoxine. Cette
ptomaïne toxique serait le stade obligatoire par
lequel passent toutes les albumines en se liquéfiant
par les ferments solubles de provenance animale
ou bactérienne. Se formant aux dépens des albumines par le mécanisme relativement simple de la
fermentation diastasique, la peptotoxine pourrait
servir de clef pour l'explication d'apparition des
ptomaïnes avec l'intervention de microbes.

Salkowsky, qui a étudié avec beaucoup de soin
cette question de la peptotoxine de *Brieger*, n'a
jamais pu la retrouver dans les produits de la
digestion gastrique. *Salkowsky* supposa que le corps
de *Brieger* était produit par l'intervention de la
putréfaction dans les manipulations[1]. Il n'en était
pourtant rien, et la question vient de recevoir une
solution inattendue par les recherches de *Bouveret*
et *Devic*[2]. Ces auteurs ont démontré que la peptotoxine est un produit artificiel qui se forme aux
dépens des matières albuminoïdes par l'action

1. SALKOWSKY, *Ueber das Peptotoxin.* (*Virch' Archiv. f. path. Anat.*,
1891, t. 124, p 409.)
2. BOUVERET et DEVIC, *Sur la tétanie d'origine gastrique.* (*Revue
de médecine*, 1892, nos 1 et 2.)

combinée de l'acide chlorhydrique et de l'alcool.

Déjà *Tanret* avait insisté sur la grande parenté entre les peptones et les alcaloïdes. Il avait même montré qu'en agissant par la soude sur les peptones, on peut former des alcaloïdes extractibles par l'éther. Plus tard, *Drechsel* a vu qu'en faisant bouillir les substances albuminoïdes avec les acides on trouve, parmi les produits de leur décomposition, des bases organiques. Maintenant, *Bouveret* et *Devic* ont montré que même les réactions beaucoup moins énergiques font paraître la peptotoxine aux dépens des protéides. L'évaporation des substances albuminoïdes à 39° en présence d'acide chlorhydrique libre conduit à la formation des corps qui, par l'action de l'alcool, donnent naissance à la peptotoxine. Il se forme par ce chauffage avec un faible excès de l'acide libre un corps intermédiaire aux dépens des albumines solubles. Ce corps intermédiaire (santonine ou acide albumine?) est décomposé par l'alcool et cède à celui-ci la ptomaïne toxique qui n'existait pas avant l'action d'acide et d'alcool. Ces recherches importantes jettent un jour nouveau sur la question des ptomaïnes.

La méthode de *Brieger* appliquée dans toutes ses recherches débute ordinairement par l'évaporation des matières premières en présence d'acide chlorhydrique et par l'extraction du résidu par l'alcool. Or, cette opération initiale donne déjà lieu à la production artificielle des ptomaïnes. Il s'ensuit que les résultats obtenus par *Brieger* ne peuvent aucunement nous renseigner sur les poisons qui préexistent dans les matières soumises à son investigation. Ils nous font connaître seulement les produits plus ou moins constants de décomposition de ces matières à la suite de réactions variées et compliquées. Et même, parfois, nous ne savons pas d'où proviennent ces produits : des albumines normales ou des poisons microbiens? Ainsi, par exemple, quand *Kulneff* trouva par la méthode de *Brieger* l'éthylendiamine dans le contenu d'un estomac dilaté, nous croyons avec *Bouveret* et *Devic* que ce corps y a été introduit par les opérations.

Qu'est-ce qu'il faudrait penser de nombreuses autres ptomaïnes trouvées partout par *Brieger*?

Pour la typhotoxine de *Brieger*, *Bassi* avait montré qu'elle ne préexiste pas dans les cultures du bacille typhique, mais qu'elle peut en être extraite par la méthode de *Brieger*[1]. Comme elle n'a pas été obtenue de la culture d'un autre microbe, il est possible qu'elle soit un produit de décomposition du poison typhique.

---

1. BASSI, *La Tifotoxine di Brieger*. (*Gaz. chimica italiana*, 1889, t. 18, p. 521.)

Dans le tétanos, *Kitasato* et *Weyl* ont retrouvé, par la méthode de *Brieger*, les différentes ptomaïnes qu'il avait indiquées. Il est possible que ces ptomaïnes soient formées par la décomposition du poison microbien primitif, et il est certain qu'elles ne sont pas ce poison lui-même [1].

Plus récemment, *Baumann* a trouvé une nouvelle méthode pour la recherche des diamines. Par cette méthode, il a pu retrouver dans la cystinurie beaucoup de ptomaïnes de *Brieger* et mettre ainsi hors de doute leur existence indépendante dans l'urine. Mais cette méthode aussi, basée sur l'emploi du chlorure de benzoyle, est trop brutale pour les poisons microbiens qui sont, comme nous verrons plus loin, extrêmement fragiles [2].

On voit, en somme, que toutes ces recherches sur les ptomaïnes ne peuvent nous donner aucune idée sur la nature chimique des poisons microbiens.

Premièrement, elles emploient des méthodes trop énergiques qui peuvent former des produits artificiels, même avec les albumines normales, corps relativement stables. Et on n'a aucune idée des décompositions qu'elles peuvent imprimer aux poisons microbiens.

---

1. Kitasato et Weyl, *Zeitschrift f. Hygiene*, t. VIII, p. 404.
2. Udranszky und Baumann, *Ueber das Vorkommen von Diaminen sogenannten Ptomaïnen, bei Cystinurie.* (*Zeitschrift f. physiol. Chemie*, 1889, t. 13, p. 562.)

Deuxièmement, ces recherches ont été faites trop exclusivement au point de vue de la chimie pure. Tandis que l'étude utile des poisons microbiens n'est guère possible sans le contrôle constant de l'expérimentation. Ce n'est que l'expérimentation sur les animaux qui peut nous renseigner sur les effets toxiques propres aux poisons de microbes différents. C'est elle qui peut indiquer si, après les différentes manipulations chimiques, on n'a pas détruit ou décomposé le poison microbien primitif ou si on ne l'a pas substitué par un autre. Cette vraie méthode de la toxicologie microbienne n'a pas été suivie par *Brieger* et autres chercheurs des ptomaïnes.

Il nous faut noter ici que *Martin*, en étudiant le poison du charbon, arrive à la même conclusion que nous : savoir que la ptomaïne qu'on trouve dans les cultures charbonneuses n'y préexiste pas, mais y est combinée avec une substance albuminoïde (v. p. 156)[1].

D'un autre côté, la toxicologie microbienne est venue montrer, d'accord avec *Panum*, que les produits toxiques des bactéries ne sont pas solubles dans l'alcool.

Artoing a retiré des cultures dans le bouillon du

---

1. Voir aussi à ce sujet, SEAMS WOODHEAD, *Bacteria and their products*. London, 1891, chap. XXI.

pneumoccus liquefaciens bovis une substance toxique phlogogène qui est précipitable par l'alcool, soluble dans l'eau et la glycérine, dont la toxicité est détruite par le chauffage au delà de 110°. Arloing appela diastase cette substance toxique uniquement parce que, parmi les produits microbiens, on ne connaissait guère que les ptomaïnes et les diastases. Celles-là sont solubles dans l'alcool, celles-ci ne le sont pas[1].

Bientôt après, *Christmas* a vu aussi que le staphylocoque doré produit dans les cultures une substance basique précipitable par l'alcool. *Yersin* et *Roux* ont indiqué plusieurs réactions intéressantes du poison de la diphtérie qu'ils avaient obtenu en filtrant à travers le filtre Chamberland les cultures diphtéritiques. Ce poison est affaibli ou détruit par le chauffage au delà de 60°. Il n'est pas soluble dans l'alcool. Il est entraîné par les différents précipités qui se forment au sein du liquide qui le contient : ainsi, par exemple, le phosphate de chaux, l'alumine.

Roux et *Yersin* concluent que par toutes ces réactions le poison diphtéritique se rapproche singulièrement des diastases. Il s'en rapprocherait aussi, pour ces auteurs, par son activité intense en doses infinitésimales (voir p. 49).

---

1. Voir dans ARLOING, *Les Virus*. Paris, 1891.

Cette identification des poisons microbiens avec les diastases n'était ni originale, ni nouvelle, car depuis longtemps on s'était habitué à rapporter aux diastases toute action mystérieuse et inconnue exercée par une substance de nature indéterminée. Ainsi nous avons vu que *Virchow*, *Schwenninger* et *Stich* (voir p. 13) ont prêché pour la nature diastasique du poison putride. Les venins des serpents ont depuis longtemps été rapprochés des ferments solubles. Plus récemment, on croyait que le poison de jéquirity est une enzyme.

Cette assimilation n'a, du reste, jamais fait faire aucun progrès sérieux à la science, car les diastases elles-mêmes nous sont parfaitement inconnues dans leurs propriétés chimiques.

Sauf pourtant une de ces propriétés : les diastases sont caractérisées par leur action chimique déterminée sur d'autres substances. La pepsine, la trypsine, la papaïne dissolvent les substances albuminoïdes; la ptyaline et la maltine dédoublent l'amidon en dextrine et en glycose; l'invertine intervertit le sucre de cannes; l'émulsine, la saponine décomposent les glucosides. Or, la seule manière vraiment scientifique de ranger les poisons microbiens parmi les diastases, ce serait de les identifier au point de vue de cette action chimique déterminée. Il fallait montrer que les poisons exercent une action hydratante sur une certaine classe de substances et que leur action toxique provient précisément de cette réaction chimique. Aucune tentative sérieuse n'a été faite dans cette direction par les partisans de la nature diastasique des poisons microbiens. Ceux-ci invoquaient seulement la grande activité de ces poisons agissant sur les animaux à des doses très petites. Mais, à ce titre, il faudrait ranger parmi les diastases : l'acide cyanhydrique, la métilcarbylamine, les alcaloïdes comme la nicotine, les glucosides comme la digitaline, les sels des métaux comme le sublimé, les métalloïdes comme le phosphore et le fluor.

Mais, il y a encore des arguments sérieux qui parlent contre l'identification des poisons microbiens avec les diastases connues. On a étudié les différentes enzymes sécrétées par les microbes et on a trouvé qu'elles n'ont pas d'action toxique appréciable [1].

Il s'ensuit que l'action toxique des bactéries n'est pas liée à leur action fermentative : elle ne coïncide pas avec une action diastasique connue. Quant à une action diastasique nouvelle, on ne peut pas la nier, mais on ne peut, non plus, l'affirmer avant de l'avoir trouvée. Il est évident que l'action toxique de ces poisons doit se réduire à une réaction chimique quelconque, mais on est loin de

---

1. FERMI, *Die hydrolytische Enzyme.* (*Centr. f. Physiologie,* 1891.)

connaître cette réaction. Par conséquent, dire que les poisons microbiens sont des diastases, c'est dire une chose inexacte, si on parle des diastases actuellement connues; et se payer de mots, si on suppose une nouvelle diastase à l'action inconnue. On ne peut pas nier, d'un autre côté, de nombreuses analogies entre certains poisons et les ferments solubles, analogies que nous indiquerons encore plus tard. Il faut arriver aux recherches de *Brieger* et *Fränkel* pour trouver la première tentative de détermination de la nature chimique des poisons microbiens [1]. Cette tentative a eu beaucoup de succès, quoiqu'elle n'ait pas été faite dans les conditions qu'on aurait pu désirer.

Brieger et *Fränkel* ont étudié d'abord le poison diphtéritique. Ils ont trouvé que ce poison se comporte avec les différents réactifs comme une substance albuminoïde. Ce poison est précipité par les sels neutres en excès, comme le sulfate d'ammoniaque, le sulfate de soude. Il n'est pas précipité par le sulfate de magnésie. Il est précipité par l'alcool absolu et il est très soluble dans l'eau. Par les précipitations répétées par l'alcool et la dialyse (contrairement à *Roux* et *Yersin*, *Brieger* et *Fränkel* ont vu que le poison ne passe pas à travers la membrane dialysante), la substance était obtenue,

---

1. BRIEGER et FRANKEL, *Untersuchungen über Bacterien-gifte.* (*Berl. Klinische Woch.*, 1890, nᵒˢ 11 et 12.)

« en état de pureté ». Cette substance donnait les réactions suivantes. Elle n'est pas précipitée par l'ébullition, le sulfate de soude, le sel marin, le sulfate de magnésie, l'acide nitrique dilué (même avec le chauffage du liquide), par l'acétate de plomb. Elle est précipitée par l'acide carbonique (dans les solutions saturées), par les acides concentrés, par l'acide acétique et le ferrocyanure de potassium, par le phénol, par les acides organiques (soluble dans leur excès), par le sulfate de cuivre, par le nitrate d'argent, par le sublimé. Elle est précipitée aussi par les réactifs des alcaloïdes : acide phosphomolybdique, iodure de potassium et de mercure, iodure de potassium et de bismuth, chlorure de platine, chlorure d'or et l'acide picrique. Cette substance pure donne la réaction du biuret, la réaction de Millon et la réaction xantho-protéique. Elle tourne à gauche la lumière polarisée. De toutes ces réactions, les auteurs concluent que leur substance toxique est excessivement semblable à l'albumine du sérum. On avait même fait l'analyse de cette substance qui a donné une composition élémentaire des albumines.

Brieger et *Fränkel* ont étudié encore, mais plus superficiellement, les autres poisons microbiens. Ils y ont trouvé, outre les albumines toxiques, des globulines qui se distinguaient des précédentes, par leur insolubilité dans l'eau distillée.

CHAPITRE VI

LA NATURE CHIMIQUE DES POISONS BACTÉRIENS (*suite*)

SOMMAIRE : Critique du travail de *Brieger* et *Fränkel*. Recherches de *Proskauer* et *Wassermann*. Les poisons microbiens n'ont pas encore été préparés à l'état de pureté. Les poisons non microbiens analogues. Le travail de *Stillmark*. Démonstration de la nature albuminoïde du poison diphtéritique. Différenciation toxicologique des poisons bactériens. Les poisons naturels et les poisons artificiels. Leurs caractères. Les vaccins chimiques. Les antitoxines ou les substances curatives. Hypothèse sur la nature chimique des poisons. Les nucléoalbumines et les nucléines. Les conséquences de cette hypothèse.

Nous devons nous arrêter plus longuement sur ces toxalbumines de *Brieger* et *Fränkel*, car les recherches de ces auteurs ont séduit le monde savant par leur apparente rigueur chimique et furent suivies par la création de toxoglobulines, toxalbumoses et toxopeptones de toute provenance. Les conclusions de *Brieger* et *Fränkel* soulèvent pourtant les plus graves objections.

Et tout d'abord, pour prouver que les bacilles diphtéritiques produisent une albumine spéciale, ont-ils éliminé les substances albuminoïdes du bouillon ? Loin de là, ils ont même ajouté au bouillon ordinaire qui sert pour les cultures, le sérum du sang ! Alors, comment peuvent-ils croire que cette albumine de sérum qu'ils retrouvent à la fin de leurs purifications, n'est pas la même substance qu'ils y avaient introduite, entraînant dans ses précipitations, comme l'a déjà montré *Panum*, le vrai poison microbien ?

Cette supposition devient la certitude quand on voit la toxicité faible de la substance pure de *Brieger* et *Fränkel*, comparée à la toxicité tout autrement puissante du produit impur de *Roux* et *Yersin*, de leur précipité calcique. En somme, *Brieger* et *Fränkel* ont moins de droit de dire que le poison diphtéritique est une toxalbumine, qu'on aurait à assurer qu'il est le phosphate de chaux.

Mais, le phosphate de calcium est un corps bien connu et il est très facile de reconnaître qu'il contient des impuretés. Tandis que les albumines sont beaucoup plus difficiles à analyser. La preuve en est que *Brieger* et *Fränkel* n'ont pas pu nous montrer isolées les albumines du bouillon et du sérum d'un côté, et la prétendue albumine toxique, de l'autre. Il n'est pas douteux, par conséquent, que chez *Brieger* et *Fränkel* le poison diphtéritique était toujours mêlé aux albumines des milieux de cultures et que les réactions chimiques décrites par *Brieger* et *Fränkel* sont celles de ces dernières.

Il peut paraître étrange que ces auteurs, en étudiant la nature chimique des poisons microbiens et les trouvant si voisins des albumines, n'aient pas songé à écarter préalablement les albumines des cultures, en laissant végéter leurs microbes dans des milieux privés de substances albuminoïdes. Mais, ils avaient l'idée préconçue que les poisons bactériens ne peuvent se former qu'aux dépens des albumines des milieux de cultures. Ils ne donnent pas de preuves pour cette idée très répandue et tout à fait inexacte, comme nous le montrerons plus tard.

Même, en dehors des cultures dans des milieux privés d'albumines, il y avait beaucoup d'autres moyens de chercher à déterminer la nature chimique des poisons bactériens.

On pouvait, par exemple, étudier quels changements chimiques correspondent au chauffage des cultures filtrées au delà de 60° — chauffage qui détruit le poison diphtéritique. Nous donnons ici cet exemple, parce que *Brieger* et *Fränkel* ont fait des recherches qui peuvent lui sembler analogues. Ils ont étudié l'albumine non toxique, produite par le bacille diphtéritique dépourvu de virulence. Ils ont trouvé que cette albumine se distingue par plusieurs caractères constants de l'albumine contenant le poison diphtéritique. D'abord, elle est brune, tandis que celle-ci est blanche. Elle est soluble dans l'alcool dilué et se combine avec le phénilhydrosine, tandis que l'albumine toxique ne se combine pas avec ce corps, mais avec le chlorure de benzoyle. Elle contient carbone en plus, oxygène et azote en moins que l'albumine toxique. — Comme les bacilles virulents se distinguent des bacilles atténués par l'énergie de leur assimilation, il est clair que cette distinction entre les différentes albumines de leurs cultures trouvée par *Brieger* et *Fränkel*, doit être d'origine complexe, et ne permet pas de juger sur la nature du poison diphtéritique. — Nous devons conclure de ce qui précède que malgré tout l'appareil chimique de leur travail, *Brieger* et *Fränkel* n'ont pas réussi à prouver la légitimité de leurs conclusions, que les poisons microbiens sont des albumines.

Du reste, à la même conclusion que nous, arrivent les auteurs d'un autre travail du même laboratoire de *Koch*, *Wassermann* et *Proskauer*[1]. Ces auteurs ont retrouvé dans les cultures diphtéritiques les deux albumines, la jaune et la blanche de *Brieger* et *Fränkel*. Ils ont vu que l'albumine jaune était surtout prépondérante dans les cultures dépourvues de toxicité. Elle-même n'est pas toxique. L'albumine blanche était plus abondante dans

---

1. WASSERMANN et PROSKAUER, *Ueber die von Diphteriebacillen erzeugten Toxalbumine.* (*Deutsche medic. Woch.*, 1891, n° 17.)

les cultures toxiques. Elle possède un grand degré
de toxicité. Par ses réactions chimiques cette albumine toxique correspond à ce que d'après *Kühne*
on appelle l'albumose[1]. Ce corps est précipité par
l'alcool même dilué, par les acides concentrés,
les sels de métaux lourds, par le ferrocyanure et
l'acide acétique. Il n'est pas précipité par l'ébullition, par l'acide nitrique, par l'acétate basique de
plomb, par le sulfate et le chlorure de soude en
excès.

Mais *Wassermann* et *Proskauer* sont loin de vou-
loir identifier le poison diphtéritique avec cette
albumose. Ils remarquent, au contraire, que le
bouillon ordinaire de culture contient toujours des
albumoses par suite de la préparation au moyen
de l'infusion de la viande. Il n'existe, par conséquent, aucun argument sérieux pour croire que le
corps toxique qu'ils ont isolé, n'est pas la même
albumose du bouillon, à laquelle se trouve mêlé le
poison. Cette dernière idée est confirmée par le
fait que les différentes portions d'albumose, isolée
de la même culture toxique, diffèrent par leur
toxicité. Elles ont entraîné, par conséquent, plus

---

1. Albumose, ancienne propeptone, est un terme qui précède
les peptones dans la digestion des matières albuminoïdes. Elle
se distingue des peptones par sa précipitation par le sulfate
d'ammoniaque ; elle se distingue des albumines par sa non-pré-
cipitation des solutions aqueuses par la chaleur.

ou moins du poison. *Wassermann* et *Proskauer* concluent que la nature albuminoïde du poison diphtéritique est possible, mais qu'elle n'a pas encore été prouvée.

Il reste bien établi de toutes ces recherches que le poison diphtéritique se trouve mêlé aux substances albuminoïdes et plus particulièrement à l'albumose, dont il partage les réactions.

De même que dans les ptomaïnes, on cherchait à retrouver les substances analogues aux alcaloïdes d'origine végétale, l'étude des toxalbumines microbiennes reflète une autre direction des travaux et des acquisitions de chimie biologique et de toxicologie, concernant les protéides végétales et animales toxiques. Dans les graines de différentes plantes, dans les poisons des serpents, dans le sang et le corps de certains animaux étaient trouvées des substances, extraordinairement toxiques et n'appartenant pas à la classe des alcaloïdes.

Nous ne pouvons malheureusement pas entrer ici dans les détails sur toutes ces recherches si importantes.

Nous nous contenterons de mentionner ici les travaux de *Warden* et *Waddel*, de *Martin* et de *Kobert*, sur l'abrine, ceux de *Weir Mitchell* et *Edw. Reichert* et de *Wolfenden* sur les poisons des serpents, ceux de *Kobert* sur les araignées venimeuses, ceux de *Mosso* et de *Kumahava* sur les poissons toxiques, etc. [1]

Nous n'analyserons ici qu'un seul de ces travaux, celui de *Stillmarck*, fait sous la direction de *Kobert*, sur la ricine. *Stillmarck* a trouvé qu'on peut extraire des graines de ricin une substance extraordinairement toxique qui présente toutes les réactions des corps albuminoïdes. Voici ses réactions principales. Elle n'est soluble ni dans l'alcool, ni dans l'éther, ni dans l'eau distillée. Elle se dissout facilement dans les solutions salines. Elle est précipitée par le ferrocyanure de potassium et l'acide acétique, par la saturation de ses solutions avec les sels neutres et par l'ébullition. *Stillmarck* suppose que cette substance rentre dans la classe des albumoses de *Kuehne*. Mais, ce rapprochement n'est pas tout à fait exact, car la ricine est coagulée par la chaleur.

Quant à la question si importante, si l'on peut identifier le poison avec cette substance albuminoïde, ou si le poison est simplement mêlé à celle-ci, *Stillmarck* [2] apporte des arguments sérieux pour la première alternative.

D'abord, par l'ébullition, la ricine est coagulée et

1. Voir la littérature dans HALLIBURTON, *Textbook of chemical Physiology and Pathology*, London, 1891.
2. STILLMARK, *Ueber Ricin. Koberts Arbeiten des pharmakologischen Institutes zu Dorpat*. Stuttgart, 1889, fasc. III, p. 59.

rendue complètement insoluble. En même temps, la toxicité de cette substance est complètement abolie.

Puis, le suc pancréatique qui digère les substances albuminoïdes, détruit aussi la toxicité de la ricine.

Il est rendu très probable, par ces recherches, qu'il existe des corps albuminoïdes de nature encore indéfinie qui sont des poisons très violents.

Nous avons montré récemment que le poison diphtéritique doit aussi être rangé dans cette catégorie, car il est détruit ou au moins modifié par les ferments des corps albuminoïdes.

Maintenant, à quelle classe des corps albuminoïdes si nombreux appartiennent les poisons microbiens? — Cette question est d'autant plus importante que ces poisons ont une parenté évidente avec une grande classe de poisons végétaux et animaux dont nous venons de parler.

Malheureusement, les connaissances que la chimie biologique possède sur les matières albuminoïdes, sont encore très incomplètes et peu précises. Les méthodes pour leur analyse sont aussi très imparfaites encore. Il est évident que, dans ces conditions, on ne peut pas préciser d'une manière rigoureuse la nature chimique des poisons microbiens. Et d'abord, nous avons déjà vu que même le mieux étudié de tous ces poisons, celui de la diphtérie, n'a pas encore été obtenu à l'état de pureté, non mêlé aux albumines des milieux de culture.

Pourtant, nous possédons pour les poisons microbiens un moyen précieux et puissant d'analyse qui manque aux autres études chimiques. C'est l'expérimentation, qui repose sur la propriété de ces poisons de produire chez les animaux des phénomènes, analogues à ceux des maladies infectieuses : l'intoxication et l'immunité.

Ce moyen nous a permis d'établir une distinction fondamentale entre deux classes des poisons microbiens : les poisons naturels ou primitifs et les poisons modifiés ou artificiels. Nous avons montré que dans le choléra il existe deux poisons totalement différents par leurs effets physiologiques : l'un produit la diarrhée, tandis que l'autre a une action phlogistique. Ces poisons diffèrent aussi par leur résistance à la chaleur : le premier est détruit par le chauffage au delà de 60°, le second supporte la température de 120° pendant plusieurs heures. Nous avons supposé que ces deux poisons sont étroitement liés entre eux et que le second provient de la décomposition du premier[1].

---

1. GAMALEÏA, *Recherches expérimentales sur les poisons du choléra.* (*Arch. de méd. expér.*, 1892, n° 2.)

Pour le poison diphtéritique, nous avons encore trouvé qu'il faut distinguer le poison secondaire qui apparaît par la décomposition du poison primitif par la chaleur, par les acides, par les ferments solubles.

L'étude attentive des différents autres poisons permet de les ranger aussi dans l'un ou l'autre de ces deux groupes, que nous allons caractériser plus en détail.

Les poisons naturels correspondent à ceux que *Brieger* et *Fränkel* ont appelés les toxalbumines et *Klemperer* les toxines. Ce sont des substances qui reproduisent plus ou moins exactement les symptômes de la maladie infectieuse. Ils sont très instables et se décomposent par le chauffage au delà de 60°. Les animaux qui sont réfractaires à la maladie produite par leur microbe, sont aussi réfractaires au poison primitif de ce microbe.

Les poisons modifiés qui sont aussi nommés les protéines (*Buchner, Klemperer*), ne reproduisent pas les phénomènes typiques de la maladie microbienne. Ils donnent l'hypothermie ou la fièvre suivant les doses, l'inflammation plus ou moins intense au point d'inoculation ; les phénomènes plus ou moins prononcés de la cachexie. Ils ont la

1. Klemperer, *Die Beziehungen verschiedener Gifte Zur Immunitirung und Heilug.* (*Zeitschrift f. Klinische Medicin*, 1892, t. 20, p. 165.)

propriété remarquable d'exciter les animaux tuberculeux à la réaction générale et locale. Ces poisons résistent à l'ébullition. Ils sont précipités par l'alcool. Le poison de *Panum* appartenait probablement à cette classe de substances. Ces poisons n'ont rien à voir avec la production de l'immunité. Dans certains cas ils ont au contraire une influence opposée, prédisposant l'économie à l'invasion des microbes. Les animaux vaccinés ne sont pas réfractaires à ces poisons artificiels. Maintenant, à côté de ces poisons primitifs et secondaires, l'analyse expérimentale a révélé encore un troisième ordre de substances qui ne leur sont pas identiques. Ce sont les vaccins chimiques, — les produits microbiens qui confèrent aux animaux l'immunité contre l'infection par le microbe vivant. — Dans certains cas la vaccination chimique peut être obtenue au moyen du poison primitif, comme par exemple dans les vaccinations contre le vibrion septique, contre le streptocoque de la pneumonie. Mais, dans beaucoup d'autres cas, les poisons primitifs ne confèrent pas l'immunité, mais conduisent, même à de petites doses, les animaux à la cachexie. Tel est le cas pour le tétanos et la diphtérie. Mais, ici aussi, la vaccination chimique est possible au moyen de certains artifices. Ainsi, par exemple, on prépare les vaccins par le chauffage des poisons primitifs au-dessus de leur température critique, à

70°-80°. On peut supposer que ce chauffage dégage la substance vaccinale du poison primitif. Cette méthode réussit pour la pneumonie et parfois pour le tétanos et la diphtérie.

Il existe encore des maladies, où la vaccination chimique est plus facile : les produits microbiens vaccinent même après avoir été soumis à la température de 100° et de 120°. Tel est le cas pour le choléra et la septicémie vibrionienne que nous avons découverte.

Enfin, dans certains cas, les produits vaccinants ont été tout à fait isolés des poisons primitifs ou modifiés. Nous avons trouvé que contre le choléra et contre le vibrion avicide on peut vacciner avec les produits volatils des cultures. Pour le proteus vulgaris on a vu qu'on peut vacciner par les différentes ptomaïnes, comme la neuridine, la muscarine, etc.

On voit ainsi que les vaccins chimiques sont très variés. On peut dire, en général, qu'ils sont plus stables que les poisons correspondants. J'ai supposé qu'ils constituent un de leurs produits de décomposition. En tous cas, la nature chimique de ces corps est variable, car à côté des ptomaïnes on trouve ici des substances, décomposées par l'ébullition.

Il existe, enfin, encore des substances plus complexes qu'on trouve seulement dans l'organisme des animaux réfractaires après l'injection préalable des poisons. Ces substances, qui sont des combinaisons des poisons avec les substances animales ou bien peut-être des vaccins chimiques tout à fait purs, ont la propriété non seulement de vacciner les animaux contre une infection à venir, mais de guérir la maladie déclarée [1]. La nature de ces substances immunisantes et curatives nous est complètement inconnue.

Si nous voulons à présent résumer toute cette longue étude sur la nature chimique des poisons microbiens, nous arrivons aux conclusions suivantes.

Dans les produits microbiens, il existe à l'état préformé ou se forment facilement par les procédés différents d'analyse, des ptomaïnes ou des bases organiques. On y trouve, d'un autre côté, des substances de nature albuminoïde, ou poisons primitifs, facilement décomposables à la température au-dessus de 60°. On y trouve encore d'autres substances albuminoïdes plus stables, les poisons modifiés. Enfin, on y décèle encore une classe de substances qui ne peut être définie que par son action physiologique — les vaccins chimiques. Ceux-ci sont associés à l'une des trois classes précédentes des produits microbiens.

---

1. Gamaleïa, *Immunisation.* (*Gazette hebdomadaire*, 1891, n° 47.)

Malgré toute cette diversité des produits microbiens et toute la complexité apparente de leurs rapports, on peut faire une hypothèse pour se rendre compte de leur nature chimique.

La chimie biologique a appris à connaître une classe particulière de substances plus compliquées que les substances albuminoïdes ordinaires, extraordinairement instables, se décomposant même par le contact prolongé avec l'alcool et par le chauffage au-dessus de 60°, donnant lieu par leur décomposition à la formation d'autres substances albuminoïdes plus stables, ainsi qu'aux différentes ptomaïnes et leucomaïnes. Ce sont les nucléoalbumines ou vitellines, parties constituantes de toutes les cellules animales ou végétales [1]. Nous avons fait l'hypothèse que les poisons naturels des bactéries sont précisément des nucléoalbumines qui donnent naissance aux nucléines [2] ou poisons modifiés par leur décomposition, et aux ptomaïnes par une décomposition plus profonde.

---

1. Les nucléoalbumines découvertes par MIESCHER et étudiées surtout dans ce dernier temps par KOSSEL, sont des substances composées des albumines, des bases organiques et du phosphore. Les bases organiques qu'elles contiennent sont très variables, allant depuis l'adenine de la série xanthique de KOSSEL, jusqu'à la spermine alcaloïde de MIESCHER. Le phosphore s'y trouve dans l'acide nucléinique très complexe, trouvé par R. ALTMANN. Pour plus de détails, voir LAMBLING, *Aliments*, dans *l'Encyclopédie chimique* de FREMY, Paris, 1892.

2. Ou des acides nucléiniques. L'étude chimique ne pourra être faite qu'avec les poisons en état de pureté.

Le principal caractère chimique des nucléoalbumines, c'est la grande quantité de phosphore qu'elles contiennent. Dans les poisons microbiens on a déjà trouvé beaucoup de phosphore. Tel est le cas pour les poisons du choléra (Petri), du vibrion avicide (Wolkow) et pour la tuberculine de Koch. Mais, toutes ces constatations n'ont pas de valeur décisive, car aucun de ces poisons n'a été obtenu, comme nous le savons, à l'état de pureté, sans être mêlé à d'autres substances provenant des milieux de culture. Jusqu'à ce que la détermination du phosphore soit faite pour un poison microbien parfaitement pur, notre idée ne restera qu'une hypothèse. Mais, elle peut être vérifiée sur d'autres caractères des nucléoalbumines moins décisifs au point de vue chimique, mais beaucoup plus intéressants pour la toxicologie microbienne.

Et tout d'abord, surgit la question fondamentale préalable : les poisons microbiens sont-ils les produits de décomposition du milieu nutritif des bactéries, comme le veut l'opinion courante, ou bien sont-ils les parties constituantes des corps microbiens, comme ils le devraient être, s'ils étaient les nucléoalbumines ? Cette question importante sur l'origine des poisons microbiens sera examinée dans le chapitre suivant.

CHAPITRE VII

L'ORIGINE DES POISONS BACTÉRIENS

SOMMAIRE : Idée préconçue que les poisons ne peuvent provenir que de la décomposition des matières albuminoïdes. Expériences déjà anciennes qui renversent cette idée. Recherches de *Polotebnoff, Popoff, Bergmann, Schuller*. Nombreuses recherches faites au laboratoire de *Pachoutine*. Travail récent de *Guinochet*. Les poisons microbiens ne sont pas des produits de décomposition, mais le résultat de synthèse. Sont-ils des sécrétions ? Arguments en faveur de cette idée. Arguments qui la combattent. Les poisons sont intimement liés aux corps bactériens. Les expériences de *Cantani*, de l'auteur. Les recherches de *Buchner* sur les protéines. Critique de ces recherches. Tous les poisons microbiens proviennent du corps des bactéries. Utilité de cette provenance pour les microbes.

Dans toute l'histoire des recherches sur les poisons microbiens l'idée était généralement admise que ces poisons prennent naissance à la suite de la décomposition des matières albuminoïdes. Cette idée est restée régnante jusqu'ici [1]. Pourtant, il existe dans la science beaucoup de

---

1. — « Sans entrer dans les détails sur l'histoire des conceptions sur le mode d'action des microbes pathogènes, on peut sûrement affirmer que dans ces dernières années il est reconnu de tout le monde et confirmé de nouveau par chaque nouvelle découverte que les poisons qui agissent dans l'infection spéci-

faits qui la renversent complètement. Déjà, à
l'époque de l'étude du poison putride on cherchait
à éliminer les substances albuminoïdes des matières
qui pourrissent, pour rendre plus facile l'extraction
du poison putride. Ainsi, par exemple, *Bergmann*
et *Schmiedeberg* avaient employé, sur le conseil de
Dragendorff, la levure de bière dans leurs fameuses
expériences sur la sepsine.

Polotebnoff était le premier à se servir du liquide entièrement minéral qu'il laissait pourrir.
C'était le liquide de *Pasteur*, composé d'ammoniaque et de différents sels neutres. *Polotebnoff* avait
trouvé que le liquide pourri n'est pas plus toxique
que le même liquide frais. *L. Popoff*, qui avait repris
les expériences de *Polotebnoff*, a vu que ces conclusions ne sont pas exactes et que le liquide de
Pasteur pourri provoque absolument les mêmes
phénomènes d'intoxication que les matières albuminoïdes putréfiées. Mais *L. Popoff* ne tuait pas les
microbes dans ce liquide et il supposa que ce sont
précisément les microbes qui provoquent cette
intoxication septique. Les mêmes expériences ont
été faites par *Hugo v. Brehm*. *Bergmann* a fait faire à

---

fique, sont produits par les microbes correspondants spécifiques
par la décomposition de l'albumine morte ou vivante. » Cette
conclusion, absolument fausse, est appelée par l'auteur une
règle sans exception.

HUEPPE, *Ueber Giftbildung durch Bacterien und über giftige Bacterien* (Berl. Klin. Woch., 25 avril 1892).

la question un pas décisif en avant. Il a montré que le liquide de *Pasteur* pourri conserve toute son action septique, même après avoir été bouilli. *Anders* a aussi trouvé que ni l'ébullition, ni la filtration à travers l'argile ne détruisent l'action septique de ce liquide. Ainsi se trouvait établi ce principe de la plus haute importance : que le poison septique était le résultat de l'action synthétique des microbes et non pas de la décomposition des matières putrides.

Les mêmes résultats ont été obtenus par *Schüller* qui travaillait avec le liquide de *F. Cohn* qui ne contient pas le sucre et dont le seul composé organique est le tartrate d'ammoniaque.

Ces expériences ont été, depuis, souvent répétées avec les mêmes résultats positifs. Ces recherches ont été surtout faites au laboratoire de *prof. Pachoutine*. Nous devons nommer surtout les thèses de *Bottcharoff* et de *Cosorotoff* sorties de ce laboratoire. Tous ces auteurs, ainsi que de nombreux autres qui ont étudié les détails de l'intoxication putride, comme par exemple la fièvre et les échanges gazeux, sont uniformément arrivés à ce résultat que le poison putride se forme en absence de tout corps albuminoïde, qu'il est par conséquent le résultat de l'activité synthétique des microbes. Notons encore que ces auteurs ont confirmé en général la donnée de *Panum* sur la grande toxicité des produits précipités par l'alcool. Pourtant, contrairement à *Panum*, l'extrait alcoolique avait souvent lui aussi une certaine activité septique [1].

Malheureusement, tous ces travaux ont été faits non pas avec des cultures pures de bactéries, mais avec les microbes de putréfaction indéfinis. Ils ont été faits au point de vue de la pathologie expérimentale, et la bactériologie qui a appris à manier les cultures pures des microbes, a pu longtemps ignorer les résultats importants établis par ces travaux.

D'autant plus importantes sont les recherches récentes de *Guinochet* sur le poison diphtéritique. *Guinochet* a trouvé que le bacille diphtéritique qui se cultive aisément dans l'urine humaine normale filtrée ne contenant pas trace d'albumine, y produit pourtant tout aussi énergiquement son poison que dans le bouillon de viande [2]. Ainsi, se trouve définitivement écartée l'idée préconçue qui persistait jusqu'à nos jours que les microbes pathogènes fabriquent leurs poisons par la décomposition spéciale des matières albuminoïdes. Cette idée, démontrée fausse, doit faire place à la conception

---

1. PACHOUTINE, *Cours de pathologie expérimentale et comparée.* Pétersbourg, 1885.

2. GUINOCHET, Travail du laboratoire de Straus, à l'École de Médecine de Paris.

plus juste, savoir que les poisons sont les produits
synthétiques des microbes.

Indépendamment de l'importance théorique de
cette constatation de *Guinochet*, il faut aussi indiquer
son côté pratique, éminemment utile. On pourra
désormais étudier la formation des poisons microbiens dans des conditions plus simples que celles
qui étaient choisies par *Brieger* et *Fränkel* et leurs
successeurs, dans un milieu totalement privé d'albumines [1].

Par conséquent les poisons doivent être consi-
dérés non pas comme les produits de la destruction
des matières albuminoïdes, mais comme des substances, élaborées par l'activité synthétique des
bactéries.

Dès lors, on devait se poser la question : Quel est
le rôle de ces substances? Quelle place occupent-
elles dans la vie des microbes? Car leur définition
de poisons pour les animaux, ne peut avoir qu'une

---

1. Il ne reste qu'à trouver un milieu de culture favorable au
développement des microbes, car les milieux minéraux (liquides de
PASTEUR, de NŒGELI, de COHN) ne conviennent pas aux bactéries
pathogènes. Nous avons vu qu'elles poussent au contraire très
bien dans le milieu suivant :

Eau	1,000
Extrait de Liebig	5
Glycérine	40
Sel	5

L'extrait de Liebig est totalement exempt de matières albuminoïdes.

signification pratique, qui ne dit rien au point de vue de la biologie microbienne.

La microbiologie connaissait déjà un certain nombre des produits synthétiques et spécifiques des microbes, dont la signification était suffisamment claire. Ce sont les ferments solubles ou les diastases que les microbes sécrètent pour rendre assimilables les aliments qui les environnent. La levure de bière sécrète l'invertine qui décompose le sucre de cannes, non utilisable directement, en dextrine et lévulose. Le bacille de l'acide lactique sécrète la présure qui sert à cailler la caséine du lait, et la caséase qui la dissout et peptonifie.

Il était naturel de penser à l'analogie de ces manifestations microbiennes avec les empoisonnements produits par les microbes pathogènes. On pourrait croire que les sécrétions des poisons servent aussi à préparer le terrain animal pour la vie microbienne, soit en rendant assimilables pour les microbes les humeurs animales, soit en abolissant la résistance vitale des animaux à l'implantation des microbes.

Cette idée trouva bientôt certain appui dans l'expérimentation. On avait reconnu, comme nous l'avons vu, que les poisons diphtéritique et tétanique se comportent envers les différents réactifs précisément comme les ferments solubles. On a noté encore que les différentes substances : les ferments solubles de la papaïne; les produits microbiens, comme le poison du b. prodigiosus; les poisons des végétaux, comme l'abrine, jouissent également de la propriété de rendre les animaux auxquels on en injecte des doses minimes, prédisposés à la pullulation des microbes qui ne sont pas pathogènes pour les mêmes animaux à l'état normal [1].

Pourtant, cette assimilation des poisons avec les sécrétions ne rendait que très superficiellement compte des faits.

D'abord il existe des bactéries pathogènes, celles qui produisent les maladies des plus importantes comme la tuberculose, le choléra et le charbon, où on ne trouve pas de sécrétions toxiques.

Puis, la production même des poisons dans la diphtérie et le tétanos ne correspond que très superficiellement à une sécrétion. En effet, la quantité de ces poisons dans les liquides de culture ne croît pas proportionnellement au développement des bactéries elles-mêmes. Au contraire, l'observation attentive révèle les faits suivants :

Tout d'abord et au moment de la vie la plus

1. Voir à ce sujet :

Flügge, *Les microorganismes.* Paris, 1887.

Gamaléia. *Sur la reproduction du choléra chez les lapins.* Congrès du Berlin, 1890.

Coumont, *Étude sur les substances solubles prédisposant à l'action pathogène de leurs microbes producteurs.* Lyon, 1891.

active des microbes, le liquide de culture est acide et dénué de tout pouvoir toxique. Plus tard, quand les bactéries ont fini de se multiplier et se déposent au fond du ballon de culture, le liquide devient alcalin et de plus en plus toxique. Sa toxicité augmente dans une certaine mesure, progressivement avec la durée de séjour des bactéries dans leur liquide alcalin de culture.

L'explication de ce fait est très simple. Le poison se trouve renfermé dans le corps des bactéries et il n'en est extrait que lentement par le liquide alcalin dans lequel elles sont macérées.

Cette hypothèse que nous avons faite sur l'origine de tous les poisons microbiens des corps des bactéries, a été déjà émise par *Cantani* à propos du poison cholérique. *Cantani* supposa que dans les cultures cholériques ce sont les bacilles eux-mêmes qui sont toxiques, comme certains champignons qui provoquent l'empoisonnement par l'injection. *Cantani* ne prouva pas son hypothèse qui resta longtemps sans appui [1]. Depuis, nous avons montré que les cadavres de diverses bactéries restent très toxiques, même après avoir été soumis à la chaleur de 100° et de 120° [2].

---

1. CANTANI, *Die Giftigkeit der Cholerabacillen.* (*Deutsche medic. Wochenschrift*, 1886, n° 45.)
2. GAMALÉIA, *Sur la destruction des bactéries dans les organismes fébricitants.* (*Ann. de l'Inst. Pasteur*, 1888, n° 5.)

Plus tard nous avons trouvé qu'on peut préparer des cadavres du vibrion cholérique et du vibrion avicide des extraits très toxiques qui possèdent en même temps des propriétés vaccinales [1].

En même temps que cette étude de l'action générale des cadavres bactériens, les recherches sur leurs effets locaux se poursuivaient. Après que *Gravitz* et *Wyssokowitch* ont montré que les cadavres de certaines bactéries ont la propriété de produire la suppuration chez les animaux, *Buchner* a fait de cette question une étude spéciale. — Par l'ébullition avec les alcalis étendus, *Buchner* a réussi à extraire des corps de différentes bactéries comme le bacille typhique, le bacille pyocyanique, des substances en général peu toxiques mais jouissant de la propriété de produire par injection sous-cutanée une inflammation exsudative. A des doses plus faibles, elles provoquent seulement l'émigration leucocytaire, ou, pour nous servir d'un terme plus moderne, la chimiotaxie positive [2]. — Par leurs propriétés chimiques ces substances

1. Gamaléia, *Vaccination chimique*. (*Ann. de l'Inst. Pasteur*, 1889, n° 10.)

N. Gamaléia, *Sur la vaccination chimique contre le choléra asiatique*. (*C. R. Acad. des Sciences*, 20 août 1888.)

Gamaléia, *Sur la vaccination cholérique*. (*C. R. de la Société de Biologie*, 30 nov. 1890.)

2. Buchner, *Ueber eitererregende Stoffe in Bacterienzelle* (*Berl. Klin. Woch.*, 1890, n° 30); aussi *Cent. f. Bacteriologie*, VIII; aussi *Berl. Klin. Woch.*, 1890, n° 47.

correspondaient assez bien à celles que *Nencki* avait décrites sous les noms de mycoprotéine et antracoprotéine. *Buchner* les considéra comme des alcalialbumines ou protéines et sous ce nom elles ont été étudiées depuis. Leur propriété la plus curieuse a été surtout mise en évidence par *Koch*. Déjà en 1889 nous avons indiqué que les cobayes tuberculeux ont une sensibilité extrême vis-à-vis du poison vibrionien. *Koch* a réussi à extraire des bacilles tuberculeux par le chauffage avec la glycérine une substance, appelée la tuberculine, qui s'est montrée extrêmement active envers les tuberculeux. Elle provoque chez eux les phénomènes si souvent décrits de la réaction générale et locale. Cette réaction des tuberculeux à la tuberculine a été longtemps considérée par méprise comme une particularité caractéristique de cette dernière. Mais, depuis, il a été démontré que, outre le vibrion avicide et le bacille tuberculeux, beaucoup d'autres bactéries renferment une substance analogue dans leurs corps. *Buchner* et *Röhmer* ont donné la recette suivante pour l'extraction de ces substances. On sèche les bactéries retirées de leurs milieux de culture. On les fait bouillir plusieurs heures dans l'eau alcalinisée et on laisse la décoction macérer pendant plusieurs jours à la température de 37°. Puis on filtre le liquide et on en précipite la substance active par l'acide acétique. Ainsi, nous voyons qu'avec les protéines de *Buchner* les poisons provenant des corps bactériens acquièrent complètement le droit de cité en bactériologie. — Mais on doit faire des restrictions très importantes au sujet de cette conception des protéines.

D'abord, *Buchner* et les auteurs qui l'ont suivi, établissent une distinction fondamentale entre les protéines et les toxalbumines ou les toxines [1]. Celles-ci proviendraient des sécrétions des bactéries ; celles-là seulement de leurs corps. Les protéines exerceraient la chimiotaxie positive ; les toxines la chimiotaxie négative. Nous reviendrons tout de suite sur le rôle des poisons microbiens dans l'inflammation. Quant à la provenance de ces poisons, nous avons déjà vu qu'il existe des raisons pour supposer que les toxalbumines sont aussi contenues dans les bactéries. Si *Buchner* n'a réussi à extraire des cadavres microbiens que les protéines, cela tient évidemment à son procédé trop brutal de décoction des bactéries, procédé qui détruit sûrement les toxalbumines. Nous avons montré que dans le choléra, on obtient par l'extraction à 55°-60° un autre poison que celui qu'on extrait par l'ébullition. De même, pour la tuber-

---

1. KLEMPERER, *Die Beziehungen verschiedener Bacteriengifte zur Immunisirung und Heilung.* (*Zeitsch. f. Klin. Medic.*, 1892, t. XX, p. 163.)

culose, si au lieu du procédé de *Koch* on emploie
l'extraction plus efficace de *Weyl* par l'eau alcalinisée à de basses températures, on trouve
un poison plus actif que la tuberculine et doué
d'autres propriétés physiologiques et chimiques.
(Voir page 151.) Or, il est plus simple de supposer
que tous les poisons des microbes proviennent de
leurs corps; mais que l'extraction à de basses
températures nous donne les toxalbumines ou les
poisons primaires, et la décoction, les protéines ou
les poisons modifiés.

Du reste, en revenant au point de départ des
recherches de *Buchner*, à la suppuration produite
par les cadavres microbiens, il est juste de noter
que ce savant a complètement échoué dans sa
tâche de trouver les substances pyogènes. — Les
protéines qu'il a isolées produisent l'inflammation
exsudative et non pas la suppuration. *Buchner* a
trouvé l'analogie de la suppuration dans l'émigration des leucocytes, dans la chimiotaxie positive
provoquée par ses protéines. Mais, cette chimiotaxie positive non seulement n'a pas la signification
de la suppuration, mais elle n'est même pas l'inflammation. Elle n'est que l'hyperémie. On la voit
quand on introduit des doses très petites des
protéines (en tubes capillaires) sous la peau des
animaux. Quand on augmente les doses injectées
on constate, comme nous l'avons vu, la production

de l'inflammation exsudative séreuse sans leucocytes. Ainsi, par conséquent, la chimiotaxie positive, par l'augmentation des doses, devient la chimiotaxie négative et ne peut aucunement servir à la distinction des deux classes des poisons. Mais, la suppuration n'est pas obtenue avec les protéines. *Buchner* n'a pas par conséquent réussi à extraire les substances pyogènes des corps microbiens. Il est très probable qu'il a échoué précisément par suite de son procédé peu ménagé d'extraction, et que les substances pyogènes appartiennent à la catégorie plus fragile des poisons primitifs. Quant à la nature chimique des substances retirées par *Buchner* des corps des bacilles, leur identité avec la classe des alcalialbumines ou protéines ne peut non plus être admise. *Buchner* avait trouvé que ces substances présentent les réactions des albuminoïdes et qu'elles sont en outre précipitées par la neutralisation par l'acide acétique de leurs solutions alcalines. Mais, cette dernière réaction qui a servi pour classer ces substances, n'était qu'une réaction artificielle produite à cause de leur extraction par les alcalis des corps bacillaires. Quand *Buchner*, plus tard, employa pour cette extraction l'eau neutre, il n'a plus vu la précipitation par les acides [1]. Si l'on continue

---

1. ROEMER, *Darstellung und Wirkung proteinhaltiger Bacterien extracte. (Berl. Klin. Woch.*, 1891, n° 51.)

tout de même d'appeler les protéines ces substances, ce n'est que par un abus de langage. De même la tuberculine de *Koch*, qui appartient par toutes ses propriétés physiologiques à la même classe que les protéines de *Buchner*, mais qui est extraite au moyen d'un dissolvant neutre, ne présente pas les réactions caractéristiques pour les alcalialbumines. Il est évident par conséquent que les substances de *Buchner* ou nos poisons modifiés ne sont pas des alcalialbumines. Nous avons déjà exposé dans le chapitre précédent que nous les croyions être des nucléines. Pour la tuberculine spécialement notre hypothèse se trouve confirmée par la richesse de cette substance en phosphore, qu'on trouve même après avoir débarrassé des sels phosphoriques le bouillon où a végété le bacille de la tuberculose et qui va être concentré au bain-marie pour l'extraction de la substance active [1].

Ainsi, par conséquent, les recherches modernes sur l'origine des poisons microbiens nous conduisent aux mêmes résultats que l'étude de leurs propriétés chimiques. Les poisons microbiens doivent être divisés en primaires et secondaires. Ils sont les résultats de la synthèse créatrice des bactéries et proviennent des corps bacillaires. Ainsi

---

1. BOUCAULT, *Études chimiques sur le bacille de la tuberculose aviaire.* (Thèse de Paris 1892.)

se trouve encore une fois confirmée notre hypothèse sur leur nature chimique qui les identifie avec les parties constituantes des noyaux cellulaires, les vitellines et les nucléines[1].

La toxicité des corps microbiens peut avoir aussi une signification téléologique, explicable au point de vue de la lutte pour la vie et de la sélection naturelle. Car la toxicité des corps des bactéries pourrait leur être utile comme un moyen de se préserver contre les agresseurs qui voudraient les manger.

---

[1]. Ajoutons que, d'après les recherches de BUTSCHLI (*Ueber die Natur der Bacterienzelle*), les bactéries morphologiquement sont constituées surtout par un gros noyau.

CHAPITRE VIII

ACTION DES POISONS BACTÉRIENS SUR L'ORGANISME ANIMAL.

ACCOUTUMANCE ET IMMUNITÉ

SOMMAIRE : Insuffisance de nos connaissances sur le mode d'action des poisons bactériens sur l'organisme animal. — Action locale des poisons modifiés. — Action élective de la tuberculine et de la malléine. — Inaccoutumance des animaux vaccinés aux vaccins. — Destruction des poisons dans le corps des animaux réfractaires. — Explications de différentes contradictions. —Résumé et conclusions sur la toxicologie générale des microbes.

Comme les poisons microbiens n'ont pas été l'objet de recherches systématiques dans leur ensemble, certaines questions importantes de leur histoire ne sont pas encore étudiées avec tous les développements qu'elles comportent. Le mode d'action des poisons sur l'organisme est une de ces questions peu étudiées. Même pour les mieux connus des poisons microbiens, on ne sait pas encore sur quels éléments ils agissent de préférence : sur les cellules nerveuses ou sur les muscles, sur le cœur ou les vaisseaux capillaires ou bien sur le sang ?

La plupart de ces poisons produisent une lésion locale à l'endroit de l'injection. Cette lésion locale peut aller depuis une exsudation séreuse ou séro-sanguinolente jusqu'à la nécrose. Cette action phlogistique appartient, par exemple, à la majorité des poisons modifiés. Chose curieuse, injectés dans le sang, les mêmes poisons ont au contraire une action antiphlogistique marquée, comme je l'ai montré dans les expériences publiées avec *Charrin*. L'injection intraveineuse de ces poisons empêche l'apparition de l'inflammation, sollicitée même par des agents très énergiques, comme, par exemple, l'application de l'huile de croton [1]. Bouchard a, plus tard, voulu expliquer cette action antiphlogistique par la paralysie des centres vasomoteurs; mais cette explication n'est pas définitivement démontrée et reste encore contestée (*Samuel*).

Injectés sous la peau, mais à des doses très petites, les mêmes poisons modifiés provoquent l'inflammation, non pas à l'endroit de leur introduction, mais autour des foyers des lésions préexistantes. Les exemples les plus connus de cette action élective sont les réactions locales provoquées par la

---

1. CHARRIN et GAMALEÏA, *Sur l'inflammation.* (*C. R. de la Société de biologie*, 5 juillet 1890.)

GAMALEÏA, *Sur la lésion locale dans les maladies microbiennes.* (*Arch. de médec. expér.*, 1891, n° 2.)

tuberculine chez les tuberculeux [1] et par la malléine chez les chevaux atteints de la morve [2].

On a sérieusement prétendu expliquer cette inflammation élective par la chimiotaxie positive qu'on a trouvée dans la tuberculine, débarrassée de la glycérine [3]. Cette explication est tout au moins étrange.

Comment le pouvoir chimiotactique positif de la tuberculine, c'est-à-dire l'action qu'elle peut exercer dans certaines conditions sur les leucocytes, peut-il expliquer l'inflammation exsudative produite par la tuberculine, non pas à l'endroit de l'inoculation, mais au lieu d'élection? Ce rapprochement impossible ne peut être compris qu'en tenant compte d'une confusion qui s'était

---

1. Koch, *Weitere Mittheilungen über ein Heilmittel gegen Tuberculose.* (*Deutsche medic. Wochenschrift*, 1890, n° 46a.)

Gamaléïa, *Sur le traitement de la tuberculose par la méthode de Koch.* (*Arch. de méd. expér.*, 1891, n° 2.)

Nocard, *Application des injections de tuberculine au diagnostic de la tuberculose bovine.* (*Ann. de l'Inst. Pasteur*, 1892, n° 1.)

Eber, *Zusammenstellung der mit Tuberculinum Kochii bei Rindern zur diagnostischen Zwecken angestellten Impfversuche.* (*Deutsche Zeitschrift f. Thiermedicin*, 1892, t. XVIII, p. 321.)

2. Helmann, *Sur le diagnostic clinique et expérimental de la morve.* (*Messager de la science vétérinaire publique*, 1891, n° 4.) (Russe I).

Schneidemuhl, *Ueber die frühzeitige Erkennung der Tuberculose und des Rotzes bei Thieren durch Tuberkulin-bezw. Mallein-Injectionen.* (*Deutsche medic. Woch.*, 1891, n° 46.)

Nocard, *Application de la malléine au diagnostic de la morve latente.* (*Bulletin de la Société vétérinaire*, 1892, p. 207.)

3. Voir surtout Hertwig, *Physiologische Grundlage der Tuberculinwirkung*, Iéna, 1891.

produite, pour certains microscopistes, entre l'inflammation et l'immigration leucocytaire qui n'est qu'un élément plus ou moins constant de celle-là et qui se retrouve plus souvent en dehors d'elle[1].

L'explication de l'action élective de la tuberculine n'est pas pourtant si difficile et elle a déjà été ébauchée par Koch.

L'inflammation aiguë est en général la conséquence d'une lésion ou destruction rapide des cellules et tissus de l'animal[2]. Injectés en concentration suffisante, les poisons modifiés provoquent les lésions cellulaires et l'inflammation exsudative à l'endroit de leur injection. Plus dilués, ils sont inoffensifs pour les cellules normales de l'économie et ne frappent que les tissus déjà malades, autour desquels se produit alors ce travail inflammatoire. Cette explication concorde bien avec la propriété d'autres substances outre la tuberculine de provoquer la réaction chez les tuberculeux et avec la propriété de la tuberculine de provoquer aussi la réaction autour de certaines lésions non tuberculeuses[3].

Les rapports entre les poisons microbiens et

---

1. Cette confusion a même été érigée en système pour la création d'une théorie nouvelle de l'inflammation.

2. NEUMANN, *Ueber den Entzündungsbegrif.* (*Beiträge zur pathologischen Anatomie und zur allgemeinen Pathologie* redigirt von *Ziegler*, t. V, p. 347.)

3. Il faut invoquer ici encore un autre facteur : l'action lymphogogue (Heidenhain) des poisons modifiés.

l'économie animale ont été surtout étudiés au point
de vue de l'immunité.

Dès qu'on eut démontré qu'on peut vacciner
au moyen des produits solubles des bactéries,
l'idée paraissait naturelle que cette immunité
s'acquiert par l'accoutumance des animaux à
l'intoxication. Selon les différentes hypothèses
sur l'immunité, cette accoutumance devrait porter
ou sur toute l'économie animale, ou bien seulement sur certaines de ses cellules. Cette idée était
du reste confirmée par les faits trouvés dans l'une
des premières vaccinations chimiques connues.
Beumer a constaté qu'on peut habituer les souris
à supporter les doses progressivement croissantes
des cultures stérilisées du bacille typhique. Ces
souris, accoutumées de cette manière au poison,
devenaient aussi réfractaires à l'inoculation des
fortes quantités du bacille vivant, mortelles pour
les souris non vaccinées [1]. Des faits semblables ont
été trouvés par *Foa* et *Bonome* dans la vaccination
chimique des lapins contre le proteus vulgaris [2].

Mais dans nos recherches sur la vaccination
contre le vibrion avicide que nous avons trouvé,
nous avons rencontré des faits qui renversaient

---

1. BEUMER, *Der derzeitige Shandpunkt der Schutzimpfungen*.
Wiesbaden, 1887, p. 4-6.

2. FOA et BONOME, *Ueber Schutzimpfungen*. (*Zeitschrift f. Hygiene*,
t. V, p. 415.)

cette théorie de l'accoutumance. Les cultures du vibrion avicide stérilisées à 120° et très toxiques pour les cobayes, les vaccinaient facilement contre l'infection par le vibrion vivant. Mais, étant déjà vaccinés les cobayes ne devenaient pas plus résistants à l'action toxique du vaccin que les cobayes neufs. Intéressé par cette inaccoutumance, nous l'avons étudiée sous différents rapports et voilà ce que nous avons trouvé.

Les cobayes vaccinés n'étaient ni plus résistants, ni moins résistants que les non vaccinés à l'intoxication mortelle par les doses massives du vaccin. La fièvre qui apparaît à la suite de l'injection des petites doses était chez eux identique à celle des témoins. L'hypothermie par les doses plus fortes avait les mêmes caractères. L'inflammation exsudative que provoque le vaccin au point d'inoculation n'était pas modifiée par suite de la vaccination des cobayes. Les phénomènes de la chimiotaxie positive ou négative dépendaient de la dose du vaccin introduit, mais non pas de l'immunité ou de la non-immunité des cobayes. Bref, par la vaccination, la manière d'être des cobayes envers le poison du vaccin chimique n'était aucunement changée. D'un autre côté, nous avons trouvé que les produits volatils des cultures pas toxiques pouvaient aussi vacciner[1].

---

1. GAMALEÏA, *Vaccination chimique*. (*Annales de l'Inst. Pasteur*, 1889, n° 10.)

Nous avons retrouvé la même inaccoutumance dans la vaccination cholérique[1], *Charrin* et *moi* — dans la vaccination pyocyanique [2], *Selander* — dans le choléra-hog [3].

Tous ces faits montraient que la vaccination chimique des animaux ne dépend pas de leur accoutumance au vaccin. Ils pouvaient être expliqués par l'hypothèse que dans notre vaccin se trouvaient mêlés le poison et la substance vaccinante distincte.

Cette hypothèse de la distinction entre la substance toxique et la substance vaccinante, formulée d'abord par *Bouchard*[4], peut rendre compte du mécanisme de la vaccination, mais elle est manifestement insuffisante, car elle n'explique pas les cas positifs de résistance aux poisons des animaux vaccinés dans les expériences de *Beumer*, *Foa* et *Bonome* et beaucoup d'autres qui sont venus depuis et dont nous parlerons tout à l'heure.

Les faits que nous avons trouvés ont été confirmés par beaucoup d'auteurs. Voir surtout : HERNANDEZ, *Vaccinations chimiques.* (*C. R. de la Soc. de biologie,* 4 juillet, 1891.)

METSCHNIKOFF et ROUDENKO, *Recherches sur l'accoutumance aux produits microbiens.* (*Ann. de l'Inst. Pasteur,* 1891, n° 9.)

1. GAMALEÏA, *Sur la vaccination cholérique.* (*C. R. de la Société de biologie,* 30 novembre 1889.)

2. CHARRIN et GAMALEÏA, *Vaccination et accoutumance.* (*C. R. de la Société de biologie,* 5 juillet 1890.)

3. SELANDER, *Étude du choléra-hog.* (*Annales de l'Inst. Pasteur,* 1890, p. 545.)

4. BOUCHARD, *Thérapeutique des maladies infectieuses.* Paris, 1889, p. 137.

L'explication complète de cette difficulté ne
pouvait venir qu'à l'aide de la notion de la pluralité
des poisons microbiens. Nous avons établi la distinction entre les poisons naturels ou primitifs des
microbes et leurs poisons artificiels ou modifiés [1].
Avec cette distinction, toutes les contradictions précédentes étaient éclairées. Si nos animaux vaccinés
contre l'infection ne devenaient pas réfractaires
aux poisons contenus dans les vaccins chimiques,
ce fait tenait à ce que ces derniers poisons sont
des produits artificiels qui n'ont rien à voir avec
l'infection et les poisons naturels des bactéries.

En effet, vis-à-vis de ces poisons naturels, les
animaux vaccinés deviennent tout aussi bien
réfractaires que vis-à-vis des microbes eux-mêmes.
Ce dernier fait a été d'abord établi par les recherches de *Behring* et *Kitasato* [2] pour le tétanos et la
diphtérie. *G.* et *F. Klemperer* ont constaté la même
résistance au poison pneumonique des animaux
vaccinés contre le streptocoque lancéolé de la
pneumonie [3]. Dans le choléra enfin nous avons

---

1. Gamaleïa, *Sur l'action diarrhéique des cultures du choléra.*
(*C. R. de l'Académie des sciences,* 24 mars 1890.)

Gamaleïa, *Sur les deux poisons du choléra.* (*Bulletin médical,*
avril 1890.)

2. Behring et Kitasato, *Uber das Zustande kommen der Diphterie
immunität und Tetanus immunität bei Thieren.* (*Deutsche medic.
Wochensch.,* 1890, n° 49.)

3. G. et F. Klemperer, *Verruche über Immunisirung und Heilung
bei der Pneumo-cocceninfection.* (*Berlin. Klinische Wochens.,* 1891,
n°s 34 et 35.)

vu que les chiens vaccinés deviennent réfractaires au poison naturel du choléra et non pas au poison modifié. Tout récemment encore pour la fièvre typhoïde, les recherches de *Beumer* et *Peiper* sur la résistance des animaux vaccinés au poison ont été confirmées par celles de *Brieger*, *Kitasato* et *Wassermann*[1].

On peut par conséquent considérer comme un fait très général que les animaux réfractaires à l'infection par un microbe, résistent aussi à l'intoxication par le poison naturel de ce microbe. Ce principe se trouve vérifié non seulement au sujet de l'immunité artificielle, conférée par la vaccination, il s'observe aussi, sans exception, dans l'immunité naturelle[2]. Ainsi, par exemple, les rats qui sont réfractaires à l'infection diphtéritique, supportent sans aucuns troubles, comme l'ont trouvé *Yersin* et *Roux*, l'injection de doses énormes du poison de la diphtérie.

On peut conclure que l'immunité est liée à la résistance aux poisons microbiens.

A quoi tient cette résistance ? Nous avons déjà vu qu'elle ne vient pas d'une accoutumance, car on vaccine par un vaccin chimique qui ne contient pas de poison naturel, contre celui-ci.

---

1. BRIEGER, KITASATO et WASSERMANN, *Ueber Immunität und Giftfestigung.* (*Zeitschrift f. Hygiene*, t. XII, p. 137.)

2. ARLOING, *Un mot sur l'immunité naturelle.* (*Arch. de médec. expér.*, 1890, n° 1.)

Behring et *Kitasato* ont montré que pour le tétanos et la diphtérie, l'immunité acquise et la résistance au poison sont liées au pouvoir du sérum des animaux vaccinés de détruire même *in vitro* le poison correspondant. Cette découverte remarquable a été souvent confirmée depuis au sujet de la diphtérie et du tétanos, et aussi pour les autres poisons [1].

Cependant, cette propriété antitoxique du sérum ne peut être la cause de la résistance des animaux aux poisons microbiens, elle en est plutôt la conséquence. Car les animaux naturellement réfractaires ne possèdent pas ordinairement cette propriété antitoxique du sérum ; ils ne l'acquièrent qu'après avoir détruit dans leurs corps les poisons [2]. L'immunité ne peut par conséquent être caractérisée par le pouvoir antitoxique du sérum ; elle ne peut être caractérisée que par la possibilité d'acquérir ce pouvoir antitoxique à la suite d'introduction du poison.

Mais la question sur la nature de l'immunité est étrangère à notre livre et nous ne pouvons pas entrer dans les explications sur son mécanisme physiologique.

---

1. Voir surtout EHRLICH, *Experimentelle Untersuchungen über Immunität.* (*Deutsche medic. Woch.*, 1891, nᵒˢ 32 et 44.)

2. GAMALEÏA, *L'immunisation.* (*Gazette hebdomadaire de méd. et de chir.*, 21 novembre 1891.)

VAILLARD, *Quelques faits relatifs à la vaccination contre le tétanos.* (*Ann. de l'Inst. Pasteur*, 1892, nᵒ 4.)

En résumant brièvement toutes les connaissances sur la toxicologie générale des microbes que nous venons de relater, nous verrons que notre hypothèse sur la nature chimique des poisons bactériens, en absence d'une démonstration directe qui ne pourrait être faite qu'avec les poisons, isolés à l'état de pureté, se trouve confirmée par beaucoup de preuves indirectes.

Que les poisons microbiens appartiennent à la classe des nucléoalbumines se trouve d'accord et avec leur fragilité extrême, et avec la facilité avec laquelle ils donnent les poisons modifiés d'un côté, les ptomaïnes de l'autre. Cette idée est aussi confirmée par la provenance des poisons des corps microbiens, faits de noyaux. Elle est enfin aussi compatible avec la pluralité des poisons liés entre eux et produits par la même bactérie, — pluralité postulée par l'étude physiologique de ces poisons.

Nous ne parlons que des principaux faits qui confirment notre hypothèse.

TROISIÈME PARTIE

La toxicologie spéciale des microbes

CHAPITRE IX

LES POISONS DU TÉTANOS

Sommaire : Les recherches de *Brieger, Kitasato* et *Weyl, Knud Faber, Tizzoni* et *Cattani, Brieger* et *Fränkel, Vaillard* et *Vincent, Kitasato*, sur les propriétés du poison tétanique. Les travaux de *Bruschetini* et de *Camara Pestana*, sur sa diffusion dans le corps animal. Vaccination contre le tétanos : *Behring* et *Kitasato*. Les notions nouvelles apportées par ces auteurs.

Nous commençons notre exposé par l'étude des poisons produits par le bacille tétanique. Ces poisons ne sont pas les premiers connus, mais à beaucoup d'égards ils sont les mieux étudiés des toxines microbiennes.

Brieger était le premier à étudier les produits toxiques, formés par le bacille du tétanos. Dans les cultures de ce bacille, ainsi que dans le bras

amputé d'un malade, il a trouvé plusieurs ptomaïnes caractéristiques. C'est la tétanine, qui a la
propriété de provoquer chez les souris, même en
doses très petites, les accès du trismus et du tétanos, aboutissant à la mort ; la tétanotoxine qui provoque les accès de convulsions, suivis de paralysie
complète ; la spasmotoxine qui cause surtout des
crampes cliniques et toxiques, et enfin encore la
toxine qui a la propriété de stimuler la sécrétion
salivaire et lacrymale [1].

Les recherches de *Brieger* datent de l'époque
où l'on ne savait pas encore cultiver le bacille
tétanique à l'état de pureté. Depuis, *Kitasato* avait
réussi à faire des cultures pures du tétanos. On
devait se demander si dans les cultures pures pourraient être retrouvées les ptomaïnes de Brieger.
Kitasato et *Weyl* se sont posé cette question. Ils
ont réussi en employant la méthode de Brieger à
retrouver en quantité comparativement notable la
tétanine et à l'état de traces la tétanotoxine. Parmi
les produits volatils des cultures tétaniques, ils
ont trouvé l'hydrogène sulfureux, l'acide buty-
rique, l'indol et le phénol. Mais les deux bases
trouvées étaient peu toxiques et tout à fait impro-
pres à expliquer la maladie. La tétanine ne provoque les convulsions et la salivation chez les

---

1. BRIEGER, *Ueber Ptomaine*, III Theil. Berlin, 1886.

souris qu'à des doses très considérables, la spasmotoxine ne peut causer que des paralysies [1].

Il était évident, et c'est la conclusion de ces auteurs, que le véritable poison tétanique doit être cherché ailleurs.

Du reste, déjà en 1890, *Faber* avait trouvé dans les cultures tétaniques un poison de toute autre nature chimique que les ptomaïnes de Brieger. En filtrant les cultures du b. du tétanos sur le filtre *Chamberland*, *Faber* obtint des liquides privés de bacilles, mais reproduisant chez les animaux tous les symptômes du tétanos de la même manière que les bacilles tétaniques eux-mêmes. L'intoxication par le poison ressemblait à l'infection par le bacille même sous les deux rapports suivants. L'une et l'autre demandent un certain temps pour se manifester : il existe une incubation pour l'intoxication comme pour l'infection. Par l'introduction dans les voies digestives, le poison chimique est tout aussi inoffensif que le bacille vivant. *Faber* a vu que la toxicité des cultures filtrées était complètement détruite par le chauffage de 5 minutes à 65°, et même par l'addition de l'alcool.

Il en a conclu que le poison tétanique n'est pas une ptomaïne, mais plutôt une diastase toxique

---

1. Kitasato et Weyl, *Zur Kentniss der Anaeroben.* (*Zeitschrift f. Hygiene*, t. VIII, p. 404.)

comme celle du jequirity ou de la diphtérie. *Faber* n'avait pas à sa disposition des cultures pures du tétanos [1].

Mais, ces résultats furent bientôt confirmés par *Tizzoni* et *Cattani*. Ces auteurs ont trouvé que le bacille tétanique produit son poison dans les cultures pures sur la gélatine et non pas dans celles qui sont faites dans le bouillon. La substance toxique des cultures filtrées est modifiée par la précipitation par l'alcool. Elle ne dialyse pas, ce qui a permis aux auteurs de l'isoler de la façon suivante. On sursature les cultures filtrées par le sulfate d'ammoniaque en excès. Il se forme un précipité qui contient la substance toxique. Ce précipité est dissous dans l'eau, débarrassé des sels par la dialyse et évaporé dans le vide à une basse température. La substance toxique obtenue de cette manière se présente comme un corps jaune de l'aspect cristallin. Elle est rendue complètement inactive par le chauffage pendant une demi-heure à 60°. Le chauffage pendant une heure à 55° la rend moins toxique. Les alcalis, l'acide carbonique, les acides organiques et les acides minéraux dilués ne la modifient pas. Les acides minéraux concentrés détruisent sa toxicité.

---

1. KNUD FABER, *Die Pathogenese des Tetanus.* (*Berl. Kl. Woch.*, 1890, n° 31.)

Quant à la nature de ce poison tétanique, *Tizzoni* et *Cattani* notent ses nombreuses analogies avec les ferments solubles. Précisément, dans la gélatine, le bacille du tétanos sécrète un ferment peptique qu'il ne produit pas dans le bouillon. Et toutes les influences qui modifient le poison tétanique détruisent aussi la diastase peptique [1].

Dans leurs recherches sur les poisons bactériens que nous avons citées, *Brieger* et *Fränkel* parlent entre autres de la toxalbumine du tétanos. Cette substance toxique qu'ils ont isolée des cultures faites dans le bouillon sucré, après les avoir filtrées sur le filtre *Chamberland*, réduites par l'évaporation dans le vide, précipitées par l'alcool absolu, était soluble dans l'eau [2]. *Vaillard* et *Vincent* ont obtenu dans les cultures tétaniques faites dans le bouillon et filtrées, un poison extrêmement actif, dont 1/50 et 1/100 de c. c. suffisaient pour tuer un cobaye. Ils ont confirmé la plupart des données précédentes; ainsi par exemple la faible résistance du poison à la chaleur et son inactivité par la voie digestive. Parmi les données nouvelles de leur travail il faut surtout citer les

---

1. Tizzoni et Cattani, *Sul veleno di tetano*. (*Riforma medica*, 1890, n° 128.)

Tizzoni et Cattani, *Experimentelle Untersuchungen ueber das Tetanusgift*. (*Arch. f. exper. Pathol.*, Bd. XXVII.)

2 Brieger et Frankel, *Untersuchungen ueber Bacteriengifte*.(*Berl. Kl. Woch.*, 1890, n° 11 et 12.)

faits suivants. La lumière directe du soleil au contact de l'air détruit rapidement la toxicité du liquide filtré. L'acidification ne modifie en rien son pouvoir toxique. L'alcool absolu n'altère pas la substance toxique; il la précipite en partie et le produit de cette précipitation est tétanigène. Le poison tétanique adhère à certains précipités qu'on produit dans les liquides où il est contenu. C'est ainsi que les précipités de phosphate de chaux ou d'alumine entraînent une partie de cette substance active, mais cette précipitation est tout à fait incomplète. *Vaillard* et *Vincent* croient que le poison tétanique se rapproche surtout des diastases [1].

Kitasato a fait une étude détaillée du poison tétanique. Il a déterminé la durée exacte nécessaire aux différentes influences physiques (t°, lumière) ou chimiques (acides, alcalis) pour détruire le poison tétanique. Il a trouvé que l'alcool absolu ajouté en quantité suffisante pour ne pas laisser le poison en dissolution, le détruit. En général, *Kitasato* n'a pas trouvé de moyen pour isoler le poison tétanique du liquide où il est contenu [2].

Ici finissent nos connaissances sur la nature

---

1. Vaillard et Vincent, *Le poison tétanique*. (*C. R. de la Société de Biologie*, 1890, 15 novembre.)

Vaillard et Vincent, *Contribution à l'étude du tétanos*. (*Annales de l'Institut Pasteur*, 1891, n° 1.)

2. Kitasato, *Experimentelle Untersuchungen ueber das Tetanusgift*, t. X, p. 267.

chimique du poison tétanique. Quant au mode de son action sur l'organisme animal, on n'est pas non plus très avancé depuis les recherches de *Knud Faber*. On connaît que le poison reproduit exactement tous les symptômes du tétanos de la même manière qu'on les obtient avec le bacille tétanique lui-même. Ces phénomènes d'intoxication n'apparaissent pas immédiatement après l'injection du liquide toxique, mais après un certain temps d'incubation, qui diminue quand la dose ou la toxicité du liquide filtré injecté augmentent.

Les symptômes morbides débutent dans le cas de l'injection sous-cutanée du liquide, par l'endroit de l'inoculation : les premières contractions apparaissent dans les muscles les plus voisins de l'inoculation. *Bruschetini* a étudié la diffusion du poison tétanique dans l'organisme animal. Il a trouvé qu'elle se fait surtout le long du système nerveux. Bruschetini se servait déjà des cultures filtrées du tétanos [1]. *Camara Pestana*, travaillant avec les cultures filtrées, est arrivé aux conclusions suivantes :

---

[1]. Bruschetini, *Recherches préliminaires sur la diffusion du poison du tétanos dans l'organisme.* (*Annales de micrographie*, 1890, 20 novembre, aussi la *Riforma medica*, oct. 1896.)

En continuant ses recherches avec le poison soluble (Bruschetini, *Ueber die Ausscheidung les Tetanusgiftes durch die Nierensecretion in Deutsche medicinische Wochenchrift*, 1892, n° 16), Bruschetini a trouvé qu'il est contenu dans le sang, dans le rein lavé à l'eau salée et dans l'urine.

1° L'absorption de la toxine se fait par le sang;

2° Les poumons, la rate, les reins, mais principalement le foie, empruntent au sang le principe toxique et le retiennent;

3° La toxine ne s'élimine pas d'une façon appréciable par les urines;

4° Malgré la prédominance si éclatante des phénomènes neuro-musculaires dans le tétanos, on ne parvient pas à mettre en évidence la présence de la toxine dans le tissu nerveux et musculaire; toutes les expériences faites avec ces tissus ont donné des résultats négatifs [1].

La présence de la toxine dans le sang des sujets tétaniques a été notée aussi par *Bruschetini*, *Kitasato* et *Nissen*.

L'étude physiologique de l'influence du poison tétanique sur les différentes parties de l'appareil neuro-musculaire n'a pas encore été faite, et on ne sait pas comment agit le poison tétanique. *Faber* a fait l'hypothèse qu'il affecte les plaques terminales nerveuses, comme le curare [2].

Tout autrement importantes et détaillées sont

---

1. Camara Pestana, *Diffusion du poison du tétanos dans l'organisme*. (*C. R. de la Société de Biologie*, 1891, 27 juin.)

2. Cette question a été récemment reprise par Autocratow au laboratoire du prof. Straus. Autocratow a trouvé que les contractures tétaniques sont d'origine réflexe et disparaissent après la section des racines postérieures correspondantes de la moelle épinière.

nos connaissances sur l'immunité dans le tétanos.

Au début, tous les expérimentateurs arrivaient à des résultats constamment négatifs, en essayant de vacciner les animaux contre le tétanos. Enfin, *Behring* et *Kitasato* ont annoncé, sans entrer dans les détails, qu'on peut réussir dans cette vaccination. Les animaux vaccinés contre le tétanos leur ont révélé les faits suivants tout à fait nouveaux et de la plus haute importance :

1° Les lapins qui sont vaccinés et résistent à l'inoculation du bacille tétanique vivant, sont aussi réfractaires à l'injection du poison chimique produit par ce bacille ;

2° Cette insensibilité des animaux vaccinés au poison n'est pas due à une accoutumance de leur organisme à ce poison, mais à sa destruction dans leur corps. En effet, le sang et plus particulièrement le sérum du sang des lapins vaccinés, mêlé au poison tétanique, même à une petite proportion, le détruit. Le sang des animaux non vaccinés ne possède pas cette propriété antitoxique ;

3° Le sérum des animaux vaccinés possède non seulement *in vitro*, la propriété antitoxique, il l'exerce aussi dans le corps d'autres animaux. Car, injecté aux souris, le sérum des lapins vaccinés rend celles-là réfractaires à l'inoculation ultérieure du bacille ou du poison tétanique. Même il peut guérir le tétanos chez les souris déjà malades[1].

On voit que ce travail de *Behring* et *Kitasato* contenait trois notions nouvelles et importantes : la vaccination contre le tétanos, l'action antitoxique des humeurs animales, l'immunisation par ces humeurs. Ces trois notions ont été contrôlées et étudiées depuis par beaucoup d'expérimentateurs et en général ont été trouvées parfaitement exactes. Dans le chapitre suivant nous exposerons les résultats acquis par ces études.

---

1. BEHRING et KITASATO, *Ueber das Zustandekommen der Diphterie immunität und der Tetanus immunität bei Thieren. (Deutsche medic. Wochenschrift*, 1890, n° 49.)

CHAPITRE X

LES POISONS DU TÉTANOS (*suite*)

SOMMAIRE : La vaccination contre le tétanos est obtenue par *Tizzoni* et *Cattani* et par *Vaillard*. — Les recherches de *Kitasato*, de *Behring*, de *Brieger*, *Kitasato* et *Wassermann*. — L'immunisation. — Les travaux de *Tizzoni* et *Cattani* et de *Vaillard*. — Les recherches d'*Ehrlich*, de *Brieger* et *Ehrlich*, de *Behring* et *Frank*. — L'application de la méthode de *Behring* et *Kitasato* au traitement du tétanos chez l'homme.

Il faut noter qu'à l'époque de sa publication avec *Behring*, *Kitasato* ne possédait pas de méthode pour vacciner les animaux contre le tétanos. Il n'avait que quelques animaux qui se sont révélés fortuitement vaccinés. Pendant longtemps il n'a pu donner que des procédés erronés pour cette vaccination.

Mais, indépendamment de ces recherches, d'autres expérimentateurs ont réussi à vacciner les animaux contre le tétanos.

Tizzoni et *Cattani* ont vacciné les différents animaux (pigeons et chiens) contre le tétanos, en leur injectant des petites doses des cultures vivantes du tétanos. Sur ces animaux vaccinés ils ont pu confirmer les propositions fondamentales de Behring et Kitasato sur les actions antitoxiques et sur l'immunisation[1].

Vaillard, en utilisant laméthode de C. Fränkel que nous décrirons à propos de la diphtérie, a pu vacciner les lapins.

La méthode de Vaillard consiste en chauffage pendant une heure des cultures filtrées du tétanos à 60°. Le poison tétanique est modifié par la chaleur au point de ne plus pouvoir provoquer le tétanos, même quand il est injecté à des doses très fortes. Mais il acquiert par le chauffage la propriété de conférer l'immunité. Si on chauffe les cultures filtrées à 65°, elles ne peuvent plus conférer l'immunité[2].

Kitasato a décrit plus tard un procédé pour vacciner contre le tétanos. Il consiste en inoculation aux lapins des cultures vivantes et virulentes du tétanos, mêlées à des doses progressivement décroissantes du trichlorure d'iode. Mais les résultats ont été d'abord très peu favorables, car des 15 lapins il n'a réussi à vacciner que 6[3]. Mais plus

---

1. Tizzoni et Cattani, *Ueber die Art, einem Thiere die Immunität gegen Tetanus zu uebertragen.* (*Centralblatt f. Bacteriologie,* t. IX, n° 6.)

2. Vaillard, *Immunité contre le tétanos.* (*C. R. de la Soc. de Biol.,* 1891, 21 février.)

3 Kitasato, *Experimentelle Untersuchungen ueber das Tetanusgift.* (*Zeitschift f. Hygiene,* t. X, p. 267.)

tard le procédé avec le trichlorure d'iode a été
sensiblement perfectionné à l'Institut de Koch par
Behring[1], au point de permettre de vacciner sans
grand danger tous les animaux en expérience, les
souris, les lapins, les moutons et les chevaux.
Dans le procédé de Behring, cependant, l'acquisition de l'immunité exigeait un état maladif des
animaux.

Enfin, *Brieger*, *Kitasato* et *Wassermann* ont trouvé
à l'institut de Koch une méthode parfaitement
inoffensive de vaccination.

Ces auteurs ont repris les recherches déjà
anciennes de *Wooldridge* sur les cultures des microbes, dans l'extrait du thymus[2]. En suivant exactement les indications de *Wooldridge*, ces auteurs
ont fait avec le thymus des milieux de culture
qui leur ont donné des résultats intéressants avec
les différents microbes, mais surtout pour le
bacille du tétanos. Les cultures tétaniques faites
dans l'extrait du thymus sont asporogènes et très
peu toxiques. D'un autre côté, l'extrait du thymus
mêlé à la culture filtrée du tétanos, faite dans le
bouillon ordinaire et très toxique, détruit peu à
peu sa toxicité. En employant ces mélanges vieux

---

1. BEHRING, *Ueber Immunisirung und Heilung von Versuchstieren beim Tetanus.* (*Zeitschrift f. Hygiene*, t. XII. p. 45.)
2. WOOLDRIDGE, *Versuche ueber Schuzimpfung auf chemischen
Wege.* (*Archiv f. Anatomie und Physiologie, physiologische Abtheilung*, 1888, p. 527.)

de deux jours à des doses progressivement croissantes, les auteurs ont réussi à vacciner sans danger et sans troubles apparents, les animaux les plus
sensibles au tétanos, comme les souris [1].

Vaillard est revenu récemment sur la question
de la vaccination contre le tétanos [2]. Outre son
ancienne méthode de la vaccination par les cultures filtrées et chauffées à 60°, il indique deux
nouveaux procédés : l'un qui relève de celui de
Behring et *Kitasato*, car il consiste en injection aux animaux des cultures tétaniques
additionnées de l'eau iodée ; l'autre, identique avec
celui de *Tizzoni* et *Cattani* : inoculation des doses
extrèmement petites du virus (disons, en passant,
que ce procédé de vaccination par dilution a été
aussi utilisé avec succès par *Behring*).

On voit que cette question de vaccination contre
le tétanos a parcouru trois étapes successives.
D'abord on ne réussissait à vacciner qu'une certaine
partie des animaux en expérience, tandis que les
autres mouraient par suite de leur vaccination.
Puis, on a eu des résultats plus constants, mais
les animaux qu'on vaccinait devaient subir des
(atteintes plus ou moins profondes à leur santé
tétanos local, fièvre et amaigrissement). Enfin,

---

1. BRIEGER, KITASATO et WASSERMANN, *Ueber Immunität und
Giftfestigung.* (*Zeitschrift f. Hygiene*, t. XII, p. 187.)
2. VAILLARD, *Annales de l'Institut Pasteur*, 1892, n° 4.

on a trouvé la méthode sûre et inoffensive (*Brieger*, *Kitasato* et *Wassermann*).

Les propriétés antitoxiques du sérum des animaux vaccinés ont été bientôt retrouvées par tous les expérimentateurs.

Tizzoni et *Cattani* ont fait une étude spéciale de la substance antitoxique du sérum.

Ils ont trouvé que l'antitoxine est affaiblie par le chauffage à 65° pendant une demi-heure et qu'elle est complètement détruite par le chauffage de la même durée à 68° (température de coagulation du sérum).

Ils ont trouvé encore que cette substance antitoxique ne dialyse pas ; qu'elle est détruite très vite par l'acide chlorhydrique, par l'acide lactique en grand excès, par les alcalis. Elle est précipitée par le sulfate d'ammoniaque en sursaturation et aussi par l'alcool absolu. De ce dernier précipité, elle peut être retirée par l'eau ou par la glycérine[1].

Vaillard a étudié surtout les relations entre l'immunité des animaux et le pouvoir antitoxique de leur sérum. Il a été amené, par ses recherches, à nier la possibilité d'expliquer l'immunité par la propriété antitoxique du sérum. Chez les animaux naturellement réfractaires, comme, par exem-

---

1. Tizzoni et Cattani, *Ueber die Eigenschaften des Tetanus Antitoxins. (Centr. f. Bacteriologie*, t. IX, n° 21.)

ple, la poule, le sérum, à l'état normal, n'est pas antitoxique. Il n'acquiert cette propriété qu'après l'injection d'une forte dose de poison tétanique. De même, chez les animaux vaccinés, on peut ne pas trouver l'état antitoxique du sérum. Cet état n'apparaît que comme la suite de l'action de fortes doses des produits solubles du bacille tétanique. L'action antitoxique du sérum n'est qu'une propriété contingente des animaux réfractaires. Elle ne peut, par conséquent, servir à expliquer l'immunité naturelle ou acquise. Il faut ajouter que *Vaillard* n'avait pas réussi à guérir le tétanos par le sérum de ses animaux réfractaires. Il a trouvé encore que la rate et l'humeur aqueuse des animaux vaccinés ne possèdent pas des propriétés antitoxiques. Leurs muscles, au contraire, l'ont au moins *in vitro* [1].

A propos de la rate, il nous faut parler des recherches de *Tizzoni* et *Cattani*, qui ont trouvé qu'on ne réussit pas à vacciner contre le tétanos, les animaux privés de leur rate [2].

La troisième thèse de *Behring* et *Kitasato*, la vaccination et la guérison par le sérum des animaux vaccinés, a aussi soulevé des contradictions. Tout

---

1. VAILLARD, *Propriété du sérum des animaux réfractaires au tétanos.* (*C. R. de la Société de Biologie*, 1891, 6 juin.)

2. TIZZONI et CATTANI, *Ueber die Wichtigkeit der Milz bei der experimentellen Immunisirung der Thieren gegen den Tetanos.* (*Centr. f. Bacteriologie*, t. XI, n° 1.)

en réussissant à prévenir la maladie par le sérum, *Tizzoni* et *Cattani* et *Vaillard* ne réussissaient pas à la guérir. Beaucoup d'autres contradictions ont été produites contre la théorie générale de l'immunisation, contradictions soulevées, pour la plupart, par le parti pris des anciens systèmes sur l'immunité, qui ne voulaient pas céder leur place à la nouvelle doctrine. — Toutes ces contradictions furent bientôt éclairées et écartées, grâce surtout aux recherches intéressantes d'*Ehrlich*[1]. Expérimentant avec l'abrine et la ricine, deux albuminoïdes toxiques d'origine végétale, *Ehrlich* démontra numériquement que l'immunité des animaux contre les poisons n'est pas une quantité invariable, mais peut avoir des degrés très différents. Il démontra, en outre, qu'avec le degré de l'immunité acquise par les animaux vaccinés varie aussi le pouvoir antitoxique et immunisant de leur sérum. — Ainsi s'éclairaient toutes les contradictions précédentes : les auteurs qui ne pouvaient pas guérir, mais qui vaccinaient seulement par le sérum des animaux vaccinés, n'avaient évidemment pas obtenu, chez leurs animaux donnant le sérum, le grade d'immunité suffisant pour que leur sérum soit curatif. En effet, en continuant leurs expé-

---

1. EHRLICH, *Experimentelle Untersuchungen ueber Immunität.* (*Deutsche medic. Wochenschrift*, 1891, n⁰ˢ 32 et 44.)

riences, *Tizzoni* et *Cattani* et *Vaillard* ont parfaitement réussi à guérir les animaux tétaniques par le sérum des animaux vaccinés. A l'heure qu'il est, il ne reste plus aucun doute sur la réalité de la troisième thèse de *Behring* et *Kitasato* : on peut prévenir et on peut guérir le tétanos par le sérum des animaux vaccinés contre cette maladie.

Ehrlich a apporté d'autres documents extrêmement intéressants dans la question des antitoxines. Il a vu que si l'on vaccine contre l'une des toxines végétales les souris pleines, et que si l'on leur donne, après qu'elles ont jeté bas, à allaiter les projetons des souris non vaccinées, ces petites souris deviennent à leur tour réfractaires au poison donné. Ces faits sont de la plus haute importance, car ils démontrent que la substance immunisante est sécrétée dans le lait et qu'elle est absorbée dans le canal digestif[1]. *Ehrlich* a appliqué cette donnée aux maladies infectieuses.

Pour le tétanos, il a pu déjà confirmer que l'antitétanine est aussi sécrétée par le lait qui confère l'immunité par l'ingestion. Plus tard il a fait, avec *Brieger*, ces expériences sur une vaste échelle. *Brieger* et *Ehrlich* ont vacciné contre le tétanos, par la méthode de *Brieger*, *Kitasato* et *Wassermann*, une

---

1. EHRLICH, *Ueber Immunität durch Vererbung und Säugung.* (*Zeitschrift f. Hygiene*, t. XII, p. 183.)

chèvre enceinte. Plus tard, son lait injecté à des souris les immunisait parfaitement contre le tétanos.

Behring et *Frank* ont publié récemment des
recherches intéressantes sur les propriétés de la
substance immunisante contre le tétanos. Ils ont
trouvé que le sérum d'un cheval vacciné a gardé
pendant deux mois son pouvoir immunisant quoiqu'il a été gardé additionné d'un 1/2 0/0 d'acide
phénique dans un flacon fermé avec un bouchon
en verre, sans aucune précaution contre l'accès
de l'air ou des microbes. Ils ont trouvé encore que
ce pouvoir immunisant du sérum n'est pas aboli
par la dilution avec de l'eau distillée, par le chauffage de 25 minutes à 65° (quand il commence déjà
à se coaguler). Ils insistent encore sur ce fait que
pour guérir le tétanos déclaré, il faut employer des
doses plus fortes du sérum que pour prévenir la
maladie future [1].

Nous devons dire quelques mots, pour conclure,
des tentatives thérapeutiques faites avec le sérum
immunisant sur l'homme.

Kitasato était le premier à essayer de guérir
l'homme tétanique par le sérum du lapin vacciné.
Il employait des doses très faibles du sérum, et sa

---

1. BEHRING et FRANCK, *Experimentelle Beiträge zur Lehre der
Bekämpfung der Infections-Krankeiten. Ueber einige Eigenschaften
des Tetanusheilserums.* (*Deutsche medic. Wochenschrift*, 1892,
n° 21.)

tentative n'a pas été couronnée de succès. *Tizzoni* et *Cattani*[1], au contraire, possèdent déjà sept cas de guérison par leur antitétanine, préparée avec le sérum des chiens vaccinés.

Plus récemment, on avait essayé sans succès ce traitement dans deux cas de tétanos humain à Paris[2].

Il est évident que tous ces cas sont encore trop peu nombreux pour pouvoir parler pour ou contre la méthode de *Behring* et *Kitasato*. Mais les résultats brillants de l'expérimentation ne laissent aucun doute que le succès sur l'homme n'est qu'une question de doses et du procédé appliqué.

---

1. Schwarz, *Ein Fall von Heilung des Tetanus traumaticus durch die von Professor Tizzoni und Drin Cattani bereitete Antitoxin des Tetanos* (*Centr. f. Bact.*, t. X, n° 24.)
Les autres cas dans la *Riforma Medica*, 1892, *passim*.
2. *Annales de l'Institut Pasteur*, 1892, n° 4.

CHAPITRE XI

LES POISONS DE LA DIPHTÉRIE

SOMMAIRE : Les recherches de *Roux* et *Yersin*, de *Löffler*. *C. Fraenkel* réussit à vacciner les animaux contre la diphtérie. Les recherches de *Behring* et sa découverte de l'immunisation. Les difficultés encore insurmontées de la vaccination diphtéritique.

Roux et *Yersin* ont vu qu'en filtrant les cultures diphtéritiques sur le filtre *Chamberland* on obtient des liquides toxiques. Ces cultures filtrées, injectées aux animaux, déterminent chez eux l'apparition de la même série de symptômes que le bacille diphtéritique vivant. Chez les cobayes, ces cultures filtrées produisent généralement les lésions suivantes : à l'endroit de l'inoculation on trouve un œdème exsudatif, les ganglions lymphatiques sont congestionnés, l'intestin grêle, les poumons et les capsules surrénales sont hypérémiées, les plèvres contiennent un épanchement séreux. L'intoxication des lapins est caractérisée surtout par la diarrhée et la dégénérescence graisseuse du foie. En doses plus faibles qui ne tuent qu'à longue échéance, le poison des cultures filtrées peut provoquer chez les animaux les différentes paralysies qui sont si fréquentes dans la diphtérie chez l'homme.

La substance toxique est complètement détruite par le chauffage à 100° pendant 10 minutes[1].

Dans un autre travail *Roux* et *Yersin* ont étudié de plus les propriétés de ce poison diphtéritique qu'ils ont rangé parmi les diastases[2]. Nous n'entrerons plus ici dans la discussion sur la nature chimique de ce poison, discussion qui est longuement exposée avec tous les détails bibliographiques au chapitre VI.

Löffler a confirmé l'existence du poison diphtéritique. Il l'extrayait au moyen de la glycérine des cultures faites sur la viande hachée[3].

La résistance du poison diphtéritique aux différents moyens de destruction a été très peu étudiée. Rappelons à cet égard que la chaleur au-dessus de 60° le détruit ou, comme nous croyons, le modifie, en laissant persister le poison cachectisant. La même décomposition est obtenue par l'action

1. Roux et Yersin, *Contribution à l'étude de la diphtérie.* (*Ann. de l'Institut Pasteur*, 1888, n° 12.)

2. Roux et Yersin, *Étude sur la diphtérie.* (*Ann. de l'Inst. Pasteur*, 1889, p. 273.)

Voir aussi :

Roux et Yersin, *Étude sur la diphtérie.* (*Ann. de l'Inst. Past.*, 1890, p. 385.)

3. Löffler, *Der gegenwärtige Stand der Frage nach der Entstehung der Diphterie.* (*Deutsche medic. Wochenschrift*, 1889, n°° 5 et 6.)

des diastases peptiques comme la trypsine et la pepsine [1]. Le contact avec l'alcool modifie aussi le poison diphtéritique. Les différents agents oxydants, comme par exemple, le permanganate de potasse, le détruisent complètement. Au contraire, les agents réducteurs (hydrogène sulfureux) n'ont sur lui aucune action.

Roux et *Yersin* ont complètement échoué avec leurs tentatives d'accoutumer ou de vacciner les animaux contre le poison diphtéritique.

C. Fränkel a été plus heureux. En chauffant les cultures de la diphtérie à 70°, il a réussi à les priver en grande partie de leur toxicité, en leur laissant leur pouvoir vaccinal. Il a trouvé que le chauffage des cultures diphtéritiques, âgées de 3 semaines, doit être fait à la température de 60-70°. Si l'on dépasse cette température, on n'obtient plus des effets vaccinants, et même on peut produire une intoxication lente des animaux. Avec les cultures chauffées à 70° et inoculées en dose de 10-20 c. c. sous la peau des cobayes, on obtient leur immunité au bout de 2 semaines [2].

Bientôt après la communication de *C. Fränkel*, parut le travail de *Behring* sur le même sujet.

---

1. GAMALEÏA, *De l'action des ferments solubles sur le poison diphtéritique.* (C. r. de la Société de biologie, 20 février 1892.)

2. C. FRÄNCKEL, *Immunisirungsversuche bei Diphterie.* (Berliner Klin. Wochens., 1890, n° 49.)

Behring donne cinq procédés différents pour vacciner les animaux contre la diphtérie :

1° D'abord avec les cultures stérilisées, comme dans la méthode de *Fränkel* ;

2° Avec les cultures diphtéritiques additionnées du trichlorure d'iode ;

3° Par l'exsudation pleurétique des cobayes, morts de la diphtérie ;

4° Par l'inoculation des animaux avec le bacille diphtéritique virulent, suivie de leur traitement par le trichlorure d'iode en injection sous-cutanée ;

5° Par l'eau oxygénée qui aurait la propriété de vacciner les animaux contre la diphtérie, comme le trichlorure d'iode les vaccine contre le tétanos.

Ce grand nombre de procédés qui n'étaient qu'effleurés dans le mémoire de *Behring*, laissait déjà prévoir que cet auteur ne possédait pas une bonne méthode de vaccination contre la diphtérie [1].

En effet, toutes les publications postérieures ne font que confirmer cette présomption. *Proskauer* et *Wassermann* ont essayé de vacciner contre la diphtérie par les poisons chauffés avec des résultats constamment négatifs [2].

---

1. BEHRING, *Untersuchungen ueber das Zustandekommen der Diphterie-immunität bei Thieren.* (*Deutsche medic. Woch.*, 1890, n° 50.)

2. PROSKAUER et WASSERMANN, *Ueber die von den Diphteriebacillen erzeugten Toxalbumine.* (*Deutsch. med. Woch.*, 1861, n° 17.)

Zimmer, au laboratoire de *C. Fränkel*, a vérifié l'exactitude des assertions de *Behring*. Il a pu constater en général que la vaccination plus ou moins complète peut résulter de l'emploi de ces différents procédés, mais qu'aucun d'eux n'est sûr. Avec la plupart des procédés de *Behring*, l'immunité des animaux est une exception et leur mort finale est la règle.

Un seul des procédés de *Behring* doit être mis à part : c'est celui de l'injection aux animaux des cultures diphtéritiques atténuées par l'addition du trichlorure d'iode. Ce procédé a donné à *Zimmer* des résultats positifs[1]. Il est loin tout de même de pouvoir constituer une méthode définitive de vaccination, car *Behring* lui-même ne s'y fie pas. Ainsi dans son plus récent travail sur ce sujet, *Behring* emploie pour vacciner contre la diphtérie des procédés extrêmement compliqués. Il leur injecte successivement des cultures diphtéritiques chauffées à 90°, 80°, 70° ; puis des mélanges à titres différents des cultures avec le trichlorure d'iode. Malgré cette préparation longue et compliquée, on voit dans ses expériences que la plupart des animaux qu'on vaccine meurent de la diphtérie. Du reste, *Behring* avoue lui-même qu'il ne possède pas

1. ZIMMER, *Untersuchungen ueber das Zustandekommen der Diphtérie-immunität bei Thieren*. (*Deutsche medic. Woch.*, 1892, n° 16.)

encore une méthode satisfaisante de vaccination [1].

Nous verrons plus loin quel intérêt énorme s'attache à ce problème de trouver une méthode sûre. Quant aux principes qui guident *Behring* dans ses vaccinations, ils sont les suivants.

Pour donner l'immunité aux animaux réceptifs et pour augmenter l'immunité chez les animaux qui en possèdent déjà un certain degré, les injections vaccinales doivent être suivies d'une réaction de l'organisme. Cette réaction est générale et locale [2]. *Behring* ne précise pas en quoi consiste la première; quant à la réaction locale, c'est une tumeur plus ou moins circonscrite. Si la réaction vaccinale est nulle, l'injection vaccinale ne donnera aucune immunité ou n'augmentera pas l'immunité préexistente. Si la réaction est excessive, l'injection vaccinale conduit à un effet opposé: elle augmente la réceptivité des animaux à la diphtérie. Si la réaction est modérée, les animaux acquièrent un certain degré d'immunité, mais seulement au bout d'un certain temps (quelques semaines ou quelques mois après).

D'après cet exposé, on peut voir avec quelles

---

1. BEHRING et WERNICKE, *Immunisirung und Heilung von Versuchstieren bei der Diphterie.* (*Zeitschrift für Hygiene*, t. XII, p. 10.)

2. Voir pour cette notion des réactions vaccinales nos deux articles : Étude sur la vaccination charbonneuse (*Annales de l'Institut Pasteur*, 1888, nº 10), et sur l'étiologie du choléra des poules. (*Centralblatt f. Bacteriologie*, 1888, t. IV, p. 161.)

difficultés et lenteurs se fait la vaccination par les procédés de *Behring*.

Par conséquent, c'est avec raison que les auteurs d'un récent travail sur ce sujet, *Brieger*, *Kitasato* et *Wassermann*, déclarent qu'il n'existe jusqu'ici pas de procédé qui permette de vacciner sûrement contre la dipthérie. En se servant de la méthode de *Wooldridge*, ils donnent à leur tour un procédé nouveau. Ils cultivent le bacille diphtéritique dans l'extrait du thymus et ils chauffent cette culture, d'après *C. Fränkel*, entre 60 et 70° pendant quinze minutes.

Avec le vaccin préparé de cette manière, ils ont obtenu quelques résultats positifs. Mais ce procédé mixte n'est pas non plus sûr [1].

Quoiqu'on ne possède pas encore une méthode satisfaisante de vaccination contre la diphtérie, le fait lui-même de la possibilité de cette vaccination est suffisamment établi.

L'étude de ces animaux vaccinés a conduit *Behring* et *Kitasato* à des résultats extrêmement intéressants [2].

Behring [3] a constaté, et ce fait a été confirmé

---

1. BRIEGER, KITASATO et WASSERMANN, *Ueber Immunität und Giftfestigung*. (*Zeitschrift für Hygiene*, t. XII, p. 137.)

2. BEHRING et KITASATO, *Ueber das Zustandekommen der Diphterie-immunität und Tetanus-immunität bei Thieren*. (*Deutsche medic. Wochenschrift*, 1890, n° 49.)

3. BEHRING, *Ueber Desinfection im Thierischen Organismus*. (Communication au Congrès d'hygiène de Londres, 1891.)

depuis par d'autres observateurs (*Boer*[1], *Brieger*, *Kitasato* et *Wassermann*), que l'inoculation du bacille diphtéritique aux animaux vaccinés est suivie de la formation d'une plaque nécrotique sous laquelle pendant longtemps le bacille diphtéritique reste vivant. Il n'est pas, par conséquent, détruit dans l'organisme vacciné. Il ne paraît même avoir perdu, au moins d'une façon définitive, sa virulence, car son inoculation aux animaux non vaccinés provoque chez eux la diphtérie typique. Comme il reste pourtant inoffensif pour l'organisme vacciné qui lui donne asile, *Behring* supposa que celui-ci possède la propriété de détruire son poison.

Nous avons vu dans l'histoire du poison tétanique, comment cette supposition fut confirmée par *Behring* et *Kitasato*.

Pour la diphtérie comme pour le tétanos ces auteurs trouvèrent dans le sérum des animaux vaccinés des propriétés antitoxiques remarquables. Les sérums des cobayes, des lapins[2] et des moutons vaccinés contre la diphtérie peut d'un côté détruire *in vitro* le poison diphtéritique ; il peut, ensuite,

---

1. Bosa, *Ueber die Behandlung Diphterie-inficirter Meerschweinchen mit chemischen Preparaten*. (Zeitschrift f. Hygiene, t. XII, p. 154.)

2. Pour vacciner contre la diphtérie les lapins, *Behring* et *Wernicke* recommandent les deux procédés suivants : D'abord l'insertion sous la peau de la poudre toxique, obtenue par le

prévenir et guérir la diphtérie chez les animaux auxquels il est injecté en quantité suffisante.

Si toutes ces recherches n'ont pas encore conduit à leur but pratique, la guérison de la diphtérie chez l'homme, cela tient uniquement à la difficulté de se procurer le sérum des animaux vaccinés en grande quantité. Et cette difficulté dépend de l'absence d'une bonne méthode de vaccination. C'est pour cela que nous avons insisté ici surtout sur cette question de la vaccination contre la diphtérie.

---

précipité du phosphate calcique dans les cultures diphtéritiques, séchée, pulvérisée et soumise pendant une heure à 77°.

L'autre procédé est celui dont *Ehrlich* se servit avec succès pour vacciner les souris contre l'abrine et la ricine. C'est l'ingestion du poison diphtéritique.

CHAPITRE XII

LES POISONS DU CHOLÉRA ET DU VIBRION AVICIDE

Sommaire : Les recherches de l'auteur sur les poisons du choléra et du vibrion avicide. Les recherches de *Hernandez* et *Brühl*, de *Niessen* et *Behring*, et de *Zasslein*.

L'histoire du développement de nos connaissances sur les poisons du choléra montre, d'une manière typique, la lutte des différentes conceptions sur la nature chimique des poisons microbiens. Pour expliquer le choléra étaient mis successivement en avant les produits du métabolisme du vibrion indien, les diastases qu'il sécrète, et enfin sa propre substance[1]. *Cantani* était le premier à indiquer que le poison cholérique pouvait bien ne pas être une diastase ou une ptomaïne, mais le vibrion cholérique lui-même. Il n'a pas démontré cette idée[2].

---

1. Gamaleïa, *Recherches expérimentales sur les poisons du choléra.* (Arch. de méd. expér., 1er mars 1892.)

2. Cantani, *Die Giftigkeit der Cholerabacillen.* (Deuts. medic. Woch., 1886, n° 45.)

Nous avons trouvé les deux poisons cholériques : le poison primitif et le poison modifié. Le premier, que nous croyons être une nucléoalbumine, a la propriété de provoquer une intoxication excessivement semblable par ses manifestations aux symptômes du choléra asiatique. Chez les lapins, cette intoxication se traduit surtout par une diarrhée prolongée et violente. Chez les chiens, prédominent les vomissements qui peuvent durer plusieurs heures. Dans tous les cas, elle détermine une lésion violente du tube gastro-intestinal.

Ce poison est extrêmement fragile. Il est détruit par le chauffage au-dessus de 60°, par l'alcool, par les alcalis forts. Il est entraîné par les différents précipités qu'on produit dans les cultures cholériques, ainsi, par exemple, par celui qui est formé par l'acétate de plomb. Il peut en être extrait par l'eau alcalinisée.

Quel est le mode d'action de ce poison ? Par quelques-unes de ses réactions, il ressemble aux ferments solubles. On sait aussi que le vibrion cholérique peut produire les différentes diastases. On devait se demander si ce ne sont pas les diastases qui sont toxiques dans les cultures du choléra. Il existe même l'opinion qui considère la production si abondante du liquide dans le choléra comme le résultat d'une hypersécrétion des glandes intestinales (Cohnheim), et on sait que les substances sécrétées par les glandes stimulent leur activité si elles sont injectées dans le sang.

En étudiant l'action toxique de cultures de différents microbes producteurs des diastases, nous avons, en effet, trouvé qu'elles ont comme un trait commun une certaine action diarrhéique, quoique moins marquée que dans les cultures cholériques. Même certains échantillons de la pancréatine produisaient dans nos expériences la diarrhée chez les lapins. Mais les résultats avec cette dernière substance n'ont pas été constants, et enfin nous avons réussi à nous procurer de la trypsine extrêmement active comme diastase peptique et qui n'a aucune action diarrhéique. Beaucoup d'autres ferments que nous avons étudiés sous ce rapport n'avaient pas non plus la propriété de produire la diarrhée.

Il faut conclure que le poison diarrhéique du choléra n'appartient pas à la catégorie de ces ferments.

L'action diarrhéique est très répandue dans la classe des poisons microbiens, mais elle est due à un autre mécanisme que celui qui est indiqué précédemment.

Nous avons trouvé encore un autre poison cholérique, très stable celui-ci. Il appartient à la classe de nos poisons modifiés ou nucléines que Buchner a nommées les protéines ou alcalialbumines.

Ce poison n'a pas d'autre intérêt que celui d'être associé à la substance vaccinale du choléra. Mais nous n'exposerons pas ici les détails de la vaccination cholérique, encore controversée. Il existe un microbe qui ressemble sous tous les rapports à celui du choléra. C'est le vibrion avicide que nous avons découvert à Odessa. Sa vaccination chimique est à l'heure qu'il est la mieux connue de toutes les vaccinations[1]. Comme, en outre, elle a beaucoup d'analogies avec la vaccination cholérique, nous nous permettons d'en dire quelques mots.

La substance ou les substances vaccinales contre le vibrion avicide sont aussi associées à la nucléine vibrionienne ou au poison modifié. Elles peuvent en être séparées par deux moyens. D'abord, si l'on soumet à la distillation dans le vide les cultures vibrioniennes, les substances qui passent

---

1. Elle a été l'objet d'un nombre très considérable de travaux :

GAMALEÏA, *Vaccination chimique.* (Ann. de l'Inst. Past., 1889, n° 10.)

PFEIFFER, *Vibrio Metschnicovus.* (Zeit. f. Hygiene, t. VII, p. 302.)

HERNANDEZ, *Sur la vaccination chimique.* (C. R. de la Société de biologie, 1891, 15 juillet.)

METSCHNIKOFF et HERDUXTO, *Sur l'accoutumance aux poisons microbiens.* (Ann. de l'Inst. Past., 1891, n° 5.)

BEHRING et NISSEN, *Ueber die Eigenschaften der Verschiedenen Blutserumarten.* (Zeitsch. f. Hygiene, t. VIII, p. 100.)

METSCHNIKOFF, *Études sur l'immunité.* (Ann. de l'Inst. Past., 1891, n° 4.)

ont une action vaccinale manifeste, tandis que la nucléine toxique reste dans le résidu. Ensuite, *Brühl* a trouvé que si l'on précipite par l'acétate de plomb la substance toxique, le filtrat vaccine parfaitement. L'action vaccinale des produits volatiles faisait prévoir que le vaccin est une ptomaïne, mais les méthodes ordinaires pour l'isolement des ptomaïnes n'aboutissent qu'à des substances inactives (*Brühl*). C'est surtout l'alcool qui paraît affaiblir les propriétés vaccinales des cultures vibrioniennes[1].

L'étude du sérum des animaux vaccinés contre le vibrion avicide et contre le vibrion cholérique révèle des particularités remarquables.

Tandis que le sérum des cobayes neufs laisse facilement pousser les vibrions cholériques et avicides, le sérum des cobayes vaccinés contre ces maladies acquiert la propriété de détruire complètement ces microbes[2]. Nous n'avons pas besoin d'insister sur la grande portée de ces faits pour la vraie solution du problème de l'immunité.

Encore un autre fait d'une importance théorique considérable a été trouvé, d'abord pour les maladies causées par ces deux vibrions. C'est le fait

---

1. Travail inédit du laboratoire de Straus à l'école de médecine de Paris.

2. Pour le vibrion avicide, ce fait est établi par Behring et Niessen ; pour le choléra, par Zasslein.

suivant. Les cobayes qui sont vaccinés contre le vibrion avicide ou le vibrion cholérique ne sont pas plus résistants contre le poison vaccinal que les cobayes non vaccinés. Ce fait est d'un intérêt fondamental pour tout le mécanisme de la vaccination.

Nié d'abord avec beaucoup d'ardeur par certains bactériologistes, il fut plus tard mis, au contraire, en avant par les mêmes pour être opposé aux grands principes établis pour le tétanos et la diphtérie.

Nous venons de voir que dans ces deux maladies les animaux, vaccinés contre le microbe vivant, deviennent aussi réfractaires aux poisons microbiens.

Le choléra et la septicémie vibrionienne paraissent faire exception à cette règle, car dans ces deux maladies les animaux succombent à la même dose du poison que les témoins. Mais cette exception n'est qu'apparente, et elle disparaît quand on cesse de faire la confusion entre les poisons primitifs des bactéries et leurs poisons modifiés.

Envers les poisons primitifs du choléra et de la septicémie, les animaux vaccinés sont tout aussi bien réfractaires, comme on le voit dans la diphtérie et le tétanos. Ils ne sont pas réfractaires envers les poisons modifiés ; mais comme ces derniers sont des produits artificiels, ceci n'a rien à voir avec les théories de l'immunité.

Pour le mécanisme de la vaccination, il peut paraître étrange que les poisons modifiés auxquels l'animal ne s'habitue pas, le rendent réfractaire aux poisons primitifs et aux bactéries.

Ici aussi il faut faire une distinction. La substance vaccinale n'est pas le poison modifié, car elle peut en être séparée. N'étant pas toxique, elle ne vaccine pas les animaux par l'accoutumance, mais en formant probablement dans leur corps un composé qui a des propriétés antitoxiques. (Voir page 106.)

CHAPITRE XIII

LES POISONS DE LA TUBERCULOSE

SOMMAIRE : Les recherches de *Koch*, de *Maffucci*, de *Prudden* et *Hodenpyl*, de *Straus* et de l'auteur, de *Grancher* et *Ledoux-Lebard*. La tuberculine de Koch et les recherches qu'elle a provoquées. La toxomucine de *Weyl*.

Les poisons tuberculeux n'ont été trouvés que dans ce dernier temps. Longtemps on chercha sans succès les substances toxiques dans les cultures du bacille de *Koch*, et on ne les a trouvées qu'en s'adressant au bacille lui-même.

Koch a vu que le bacille tuberculeux mort provoque par injection sous-cutanée la formation des abcès chez les animaux. En outre, il a retiré des corps bacillaires une substance nommée tuberculine qu'on a longtemps crue pouvoir exercer une action spécifique sur les tuberculeux[1].

Maffucci a trouvé une influence cachectisante dans les cultures tuberculeuses mortes par vieillis

---

1. KOCH, *Fortsetzung der Mittheilungen ueber ein Heilmittel gegen Tuberculose.* (*Deutsche medic. Wochenschrift*, 18 janvier 1891.)

sement ou tuées par la stérilisation discontinue[1].

Prudden et *Hodenpyl* ont vu que les bacilles
tuberculeux bouillis et bien lavés peuvent donner
naissance à la formation des lésions nodulaires
curables[2]. *Straus* et moi nous avons montré que
les cadavres des bacilles tuberculeux provoquent
chez les différents animaux une maladie extrêmement semblable par sa marche et ses lésions à la
tuberculose produite par les bacilles vivants[3].
Cette maladie que Grancher et Ledoux Lebard ont
proposé plus tard de nommer la nécrotuberculose[4] se caractérise d'abord par le développement
chez les animaux inoculés d'une grande sensibilité
envers une nouvelle inoculation de la tuberculose,
d'une prédisposition. Cette prédisposition se traduit par la mort très rapide à la suite de la réino-
culation. L'inoculation des bacilles morts produit
de tels changements dans l'organisme animal
qu'ils meurent très rapidement à la suite d'une

<hr>

1. Maffucci, *Ueber d e Wirkung reiner, sterilen Culturen der Tuber-
culbacillen.* (*Centralblatt f. allgemeine Pathol.*, 15 décembre 1890,
Maffucci.)

2. Prudden et Hodenpyl, *Studies on the action of dead Bacteria
in the living body.* (*New-York medical Journal*, 6 et 20 juin 1891.)
Prudden, *Experimental pneumonitis in the rabit.* (*Id.*)

3. Straus et Gamaléïa, *Contribution à l'étude du poison tuberculeux.* (*Archives de médecine expér.*, 1891, n° 6.)

4. Grancher et Ledoux-Lebard. *Tuberculose humaine et aviaire.*
(*Arch. de médec. expér.*, 1892, n° 1.)

nouvelle injection de la tuberculose, injection qui ne produit que des effets à longue échéance chez les animaux sains.

Un autre symptôme de la nécrotuberculose, même beaucoup plus apparent, c'est l'amaigrissement continu et progressif des animaux.

Ils peuvent perdre jusqu'à la moitié de leur poids initial. Ils meurent dans une cachexie profonde. A l'autopsie, on trouve des lésions caractéristiques.

Les différents organes, et surtout les poumons, dans les cas de l'injection intraveineuse des bacilles morts, sont parsemés de granulations formées de cellules épithélioïdes et embryonnaires et contenant les bacilles de Koch. Le volume des nodules qu'on peut produire ainsi dans les différents organes dépend presque exclusivement de la grandeur des amas des cadavres qui ont été inoculés. Il est très intéressant de noter que l'organisme animal ne peut pas disloquer les colonies bacillaires qu'on lui inocule.

Une fois qu'on a établi l'existence du poison tuberculeux et sa présence dans les cadavres des bacilles, il fallait chercher à déterminer la substance toxique et l'isoler des bacilles.

Il y avait évidemment différents moyens pour procéder à cette extraction. Par l'alcool et l'éther *Hammerschlag* a extrait des bacilles avec la lécithine et la graisse une substance toxique qui tuait les animaux avec des convulsions[1]. Plus tard, *Zuelzer* a aussi réussi à trouver une ptomaïne convulsivante dans les cultures tuberculeuses[2].

Beaucoup plus intéressante a été la découverte de *Koch*. Au moyen de l'eau glycérinée à la température de l'ébullition et en milieu neutre, *Koch* a extrait des bacilles tuberculeux une substance albuminoïde nommée tuberculine qui provoquait chez les animaux tuberculeux la fièvre et l'inflammation des foyers bacillaires. *Koch* a étudié avec beaucoup de détails les très intéressantes propriétés de cette tuberculine[3]. La tuberculine dissoute dans l'eau glycérinée est un corps très stable qui supporte la chaleur de 160°. Elle est facilement précipitée par l'alcool.

Mais si on essaye de la purifier et de la débarrasser de la glycérine et des sels, ses propriétés se modifient. Les solutions aqueuses de la tubercu-

---

1. Hammerschlag, *Uber bacteriologisch-chemische untersuchung der Taberkelbacillen.* (*Correspondenzblatt für Schweizeraerzte*, 15 octobre 1888.)

Hammerschlag, *Bacteriologisch-Chemische Untersuchungen über Tuberkelbacillen.* (*Centralblatt f. Klinische e Mdicin*, 1er janvier 1891.)

2. Zuelzer, *Ueber ein Alkaloid des Tuberkelbacillus.* (*Berl. Klin. Wochens.*, 1891, 26 janvier.)

3. Koch, *Weitere Mittheilung ueber das Tuberculin.* (*Deutsche medic. Wochensch.*, 1891, n° 43.)

Sur l'action thérapeutique de la tuberculine. Voir notre revue :

Gamaleïa, *Sur le traitement de la tuberculose par la méthode de Koch.* (*Arch. de méd. expér.*, 1891, n° 2.)

line purifiée sont très instables en absence de glycérine. Elles donnent aisément un précipité plus ou moins abondant d'une substance insoluble dans l'eau et soluble dans les alcalis qui conserve l'action toxique de la tuberculine. En absence des sels (et surtout du sel marin), la tuberculine purifiée n'est plus précipitée par l'alcool absolu.

La tuberculine purifiée a toutes les réactions des substances albuminoïdes. Elle donne un précipité par l'acide acétique, précipité soluble dans l'excès du réactif. Elle contient une grande quantité de phosphore. Mais elle n'est pas évidemment une substance pure, car d'abord elle laisse de 14 à 20 0/0 de cendres. Puis son mode de préparation par la concentration des cultures faites dans le bouillon ajoute à l'extrait des corps bacillaires toutes les substances préexistantes dans le bouillon.

Hunter a essayé de pousser plus loin nos connaissances sur la tuberculine. Malheureusement, lui aussi s'adressa pour ses recherches chimiques à la tuberculine brute de Koch, préparée au moyen des bouillons de culture, au lieu de prendre les bacilles eux-mêmes lavés et propres. Dans cette tuberculine brute, *Hunter* retrouva les quatre albumoses de Kuehne et Chittenden. On n'a qu'à regretter qu'il n'ait pas essayé de les chercher dans le bouillon primitif des cultures.

Hunter a aussi comparé les différences dans

l'action sur l'homme et l'animal tuberculeux des différentes tuberculines modifiées.

La modification A, qui est le précipité obtenu par l'alcool absolu, aurait la propriété de produire la réaction locale avec très peu de fièvre. La modification C, qui contient les substances qui ne sont pas précipitées par l'alcool absolu, produirait surtout une forte fièvre. La modification B, qui est le précipité obtenu par la sursaturation de la tuberculine au moyen de sulfate d'ammoniaque, posséderait surtout le pouvoir de provoquer la réaction locale et salutaire sans désordres constitutionnels. Enfin, la modification CB aurait toutes les vertus curatives de la tuberculine de Koch sans en posséder les inconvénients : ni la réaction inflammatoire dans les foyers tuberculeux, ni la réaction fébrile. Cette heureuse modification CB est obtenue en se débarrassant par l'alcool absolu de la grande majorité des albumines et par la dialyse d'autres substances nocives[1]. Ces résultats de Hunter ne pouvaient être accueillis qu'avec les plus grandes réserves, car ils ne s'appuyaient que sur un nombre tout à fait insuffisant d'expériences. Ces réserves sont d'autant plus légitimes que, d'après tous les expérimentateurs et entre autre *Pfuhl*, le collaborateur de

---

1. HUNTER, *On the nature, action and therapeutic value of the activ principles of tuberculin.* (Britisch medic. Journal, 28 juillet 1891.)

Koch, la tuberculine n'a pas de propriétés curatives, surtout si l'on évite les réactions locales[1].

Les mêmes réserves s'appliquent à la tuberculocidine de *Klebs*, préparée au moyen de la tuberculine[2].

Au sujet de la nature chimique de la tuberculine, on ne peut pas encore se prononcer avec certitude jusqu'à ce qu'elle soit préparée plus pure. Il n'est pas douteux qu'elle appartient à notre classe des poisons modifiés que nous supposons être des nucléines ou des acides nucléiniques. Il est évident aussi que dans la tuberculine de Koch ne se trouve pas le poison tuberculeux primitif. L'action de la tuberculine ne nous explique pas les effets produits par les bacilles morts. Cette action n'est pas caractéristique pour la tuberculine, car elle est aussi provoquée par beaucoup d'autres extraits bactériens. Les effets propres au poison tuberculeux contenu dans les cadavres, la prédisposition qu'il crée, et les lésions suppuratives et caséeuses ne peuvent pas être produits par la tuberculine.

Plus importante sous ce rapport est la substance que *Weyl* a retirée des bacilles tuberculeux au moyen d'une solution de soude caustique. Cette

---

1. Prul., *Beitrag zur Behandlung tuberculöser Meerschweinchen mit Tuberculin Kochii.* (*Zeitschrift für Hygiene*, t. XI, p. 241.)
2. Congrès de médecine interne à Leipzig, 892.

substance, insoluble dans l'acide acétique, est rangée par Weyl parmi les mucines. Mais elle ne forme pas une substance réductrice et elle contient du phosphore. Elle pourrait bien être la nucléoalbumine dans le sens de Kossel et de Hammarsten.

Cette mucine de Weyl a une action toxique. Par l'injection sous-cutanée elle produit chez les souris et les cobayes une nécrose de la peau[1]. Mais, l'étude toxicologique de Weyl est trop peu complète. On ne peut que supposer qu'il avait probablement dans ses mains le poison tuberculeux primitif, celui qui produit les lésions locales de la tuberculose.

---

1. Weyl, *Zur Chemie und Toxicologie des Tuberkelbacillus*. (*Deutsche medic. Wochensch.*, 12 janvier 1891.)

CHAPITRE XIV

LES POISONS DU CHARBON ET DE LA MORVE

SOMMAIRE : Insuffisance de nos connaissances toxicologiques sur le charbon et la morve. Différents travaux sur ce sujet.

Le charbon, qui avait autrefois une si grande importance doctrinale pour guider les premiers pas de la bactériologie[1], n'a pas conservé cette place prépondérante dans les recherches toxicologiques.

Toussaint a cru pouvoir conférer l'immunité aux moutons et aux jeunes chiens au moyen du sang charbonneux débarrassé des bactéridies vivantes, soit au moyen de la filtration ou du chauffage à 55°, soit par les antiseptiques.

Chauveau apporta des arguments puissants en faveur de cette vaccination chimique[2].

Après avoir nié sa réalité avec Pasteur, *Cham-*

---

1. STRAUS, *Le charbon des animaux et de l'homme.* Paris 1887.
2. CHAUVEAU, *Sur le mécanisme de l'immunité.* (*Ann. de l'Inst. Pasteur*, 1888, n° 2.)
On y trouve les indications bibliographiques sur les publications antérieures.

berland et *Roux* publièrent plus tard des expériences qui démontrent qu'il est en effet possible de vacciner les moutons contre le charbon au moyen des substances solubles[1].

Déjà, du reste, avant ces auteurs, cette possibilité a été démontrée par les expériences ingénieuses de *Wooldridge*. Il a vu que les cultures charbonneuses faites dans la solution de la substance qu'il appelait le fibrinogène des tissus[2], pouvaient conférer l'immunité aux lapins, si on les leur injectait, débarrassées des microbes vivants par l'ébullition ou la filtration. Le surprenant dans les expériences de Wooldridge, c'est que sa substance conférait l'immunité, non seulement quand elle était injectée longtemps avant le microbe vivant et virulent, mais aussi dans les cas de son injection simultanée avec le virus. Les expériences de Wooldridge constituaient ainsi le premier exemple de la guérison expérimentale d'une infection[3].

---

1. CHAMBERLAND et ROUX, *Sur l'immunité contre le charbon conféré par des substances solubles.* (*Ann. de l'Inst. Pasteur*, 1888, n° 7.)

2. Les substances fibrinogènes de Wooldridge sont des composés entre les albuminoïdes et la lécithine. Il les extrayait des différents organes frais et surtout des thymus ou des testicules.

3. WOOLDRIDGE, *Versuche ueber Schutzimpfung auf chemischen Wege.* (*Archiv. f. Anatomie und Physiologie, physiologische Abtheilung*, 1888, p. 527.)

Les premières publications de Wooldridge à ce sujet datent de 1887.

Les recherches si intéressantes de *Wooldridge*, interrompues par la mort prématurée de ce jeune savant, n'ont été reprises que dans ce dernier temps par *Brieger*, *Kitasato* et *Wassermann*. Mais chose curieuse, les auteurs ayant très bien réussi à préparer, par la méthode de *Wooldridge*, les vaccins chimiques contre les différents microbes pathogènes (V. p. 121), ont été moins heureux précisément avec le charbon. Peut-être les auteurs n'ont-ils pas suffisamment persévéré dans cette voie, ayant le vieux préjugé sur la distinction radicale entre les maladies toxiques (tétanos, choléra, diphtérie, fièvre typhoïde) d'une part et les septicémies (charbon, rouget des porcs, etc.), d'autre part[1].

D'autre part, les expériences de *Wooldridge* sur le charbon ont été continuées par *Hankin* et *Martin*.

Hankin a cultivé le bacille charbonneux dans le bouillon de Liebig additionné de fibrine. De ces cultures il a isolé, en les précipitant par l'alcool, une substance albuminoïde qu'il appelle albumose. Cette albumose aurait la propriété de vacciner contre le charbon et même de guérir cette maladie[2].

Il nous faut pourtant immédiatement ajouter

---

1. BRIEGER, KITASATO et WASSERMANN, *Ueber Immunität und giftfestigung.* (*Zeitschrift f. Hygiene*, t. XII, fasc. 2.)
2. HANKIN, *Immunity produced by an albumose isolated from anthrax culture.* (*British medical Journal*, 1889, 12 octobre, p. 810.)

que *Petermann*, qui a répété exactement les expériences de *Hankin*, est arrivé à des résultats complètement négatifs[1]. Avant *Petermann*, *Landi* aussi n'a obtenu que des résultats négatifs. *Martin* a cultivé la bactéridie charbonneuse dans une solution d'alcali-albumine pure. Il a étudié en détail tous les produits chimiques qui se forment dans les bouillons de culture[2]. D'accord avec les idées de *Kuehne*, il y a trouvé les trois albumoses et la peptone qui résultent de la digestion des albuminoïdes par les ferments protéolytiques. Il y a trouvé aussi une base organique. Les albumoses et la base sont tous toxiques pour *Martin*, surtout celle-ci. Une ptomaïne toxique a été, du reste, depuis longtemps, isolée des cultures charbonneuses par *Hofa*[3], qui employait trois différentes méthodes pour son extraction, et qui cultivait la bactéridie charbonneuse sur la viande ou dans des œufs

---

1. PETERMANN, *Recherches sur l'immunité contre le charbon au moyen des albumoses extraites des cultures.* (*Ann. de l'Inst. Pasteur*, 1892, n° 1.)

2. SYDNEY MARTIN, *The chemical products of the growth of bacillus anthracis and their physiological action.* (*Procsedings Royal Society*, may 1890.)

Plus de détails se trouvent dans :

S. MARTIN, *Preliminary Report on the chemical Products of the life Processes of Bacillus anthracis.* (19 *Annual Report of the Local government Board-London*, 1889-1890, p. 235.)

Voir aussi :

S. MARTIN, *Sulla pathologia clinica dell'anthrace, dell'endocardite infettica e del tetano.* (*La Riforma Medica*, 1892, n°s 82 et 88.)

3. HOFFA, *Die Natur des Milzbrand giftes.* Wiesbaden, 1886.

mêlés au bouillon. La ptomaïne de *Hoffa* est pourtant très peu toxique, comme celle de *Martin*.

Lando Landi a fait des recherches très intéressantes sur les substances produites par la bactéridie charbonneuse[1]. Il a trouvé une base toxique pour les souris de la série carbopyridique ou carboquinoléique et des albumoses particulières qui peuvent être obtenues en état cristallisé. Mais ses tentatives de vacciner les animaux avec tous ces produits n'ont pas abouti. Enfin, *Christmas* paraît avoir obtenu des résultats positifs[2]. Il vaccine les lapins contre le charbon par deux procédés. D'abord, par les organes charbonneux broyés et délayés dans l'eau, où les bactéridies sont tuées par l'essence d'eucalyptus et qui sont filtrées sur du papier.

Dans son second procédé, il fait des cultures charbonneuses dans le milieu, composé des jaunes d'œufs, d'albumine d'œuf et de bouillon de veau faiblement alcalin, en parties égales. La bactéridie pousse très bien dans ce milieu, mais n'y forme pas de spores. Après 5 ou 6 jours d'in-

---

1. LANDO LANDI, *Sur les substances toxiques produites par la bactéridie charbonneuse.* (*C. r. de la Société de biologie*, 23 juillet 1892.)

LANDO LANDI, *Albumine prodotte del bacillo del' Carbonchio tossiche e vaccinanti.* (*Rivista generale italiana di clinica medica*, 30 novembre 1891, nᵒˢ 20, 21, 22.)

2. CHRISTMAS, *Étude sur les substances microbicides du sérum et des organes des animaux à sang chaud.* (*Ann. de l'Inst. Past.*, 1891, p. 487.)

cubation à 30°, on délaye les cultures et on les filtre à travers le filtre Chamberland. Le liquide filtré possède de faibles propriétés vaccinales. Si les cultures se prolongent au delà de 67 jours, elles deviennent très toxiques, nullement vaccinantes. Mais, précisément, ces poisons charbonneux n'ont pas été étudiés par *Christmas*.

En résumé, on voit que malgré un nombre considérable de travaux consacrés à l'étude des poisons charbonneux, ils nous restent presque entièrement inconnus; et le peu que l'on sait à leur sujet n'est pas encore établi avec certitude.

Les poisons de la morve ont été d'abord étudiés par *Finger*[1]. Il a trouvé que les cultures bouillies du bacille morveux sont toxiques; mais les phénomènes qu'elles produisent n'ont aucune analogie avec les symptômes de l'infection morveuse. Il a réussi, dans quelques cas exceptionnels, à conférer au lapin l'immunité contre le microbe vivant au moyen de ces cultures bouillies. Plus tard, cette question a été reprise par *Bromberg*[2], qui a vu que, même à 120°, les propriétés toxiques des cultures morveuses ne sont pas complètement détruites.

---

1. Finger, *Zur Frage der Immunität und Phagocytose beim Rotz.* (*Ziegler's Beiträge zur path. anat.*, 1889, t. VI, p. 373.)

2. Bromberg, *De l'influence de la chaleur sur les bacilles de la morve et sur leurs poisons.* (*Comptes rendus des travaux de l'Institut vétérinaire à Kharkow*, t. III, 1891.)

Depuis, les poisons morveux n'ont été étudiés qu'au point de vue spécial de la malléine appliquée au diagnostic de la morve latente, comme nous en avons parlé page 99.

On voit que nos connaissances au sujet des poisons de la morve sont complètement insuffisantes.

CHAPITRE XV

RÉSULTATS PRATIQUES OBTENUS PAR L'ÉTUDE DE LA TOXICOLOGIE MICROBIENNE

SOMMAIRE : Indications rapides sur les autres poisons bactériens. Immunisation comme résultat des études toxicologiques.

Nous sommes obligé de nous arrêter ici dans l'étude spéciale des poisons microbiens. Pourtant, nous devons au moins citer en passant quelques travaux que nous ne pouvons pas étudier en détail.

Il faut noter les travaux de *Charrin* et du laboratoire de *Bouchard* sur les poisons pyocyaniques[1]; ceux de *Monfredi* et *Traversa* et de *Roger* sur les poisons de l'érysipèle[2]; de *Chamberland* et *Roux*

1. CHARRIN, *La maladie pyocyanique*. Paris, 1889.

CHARRIN, *La pathologie générale infectieuse dans le Traité de médecine*. Charcot Bouchard, Paris, 1891.

2. MANFREDI et TRAVERSA, *Sur l'action physiologique et toxique des produits de culture du streptocoque de l'érysipèle* (*Giorn. intern. Science mediche*, 1888.)

ROGER, *Action des produits solubles du streptocoque de l'érysipèle* (*C. r. de la Société de biol.*, 4 juillet 1891.)

sur le poison septique et celui du charbon symptomatique[1]; ceux d'*Arloing* sur le poison du bacille heminecrobiophylus[2]; ceux de *Selander* sur le choléra-hog[3]; ceux de *Héricourt* et *Richet* et *Courmont* et *Dor* sur le bacille de la tuberculose aviaire[4]. Il faudrait citer encore les recherches de *Schiff* et de ses continuateurs qui avaient essayé de résoudre le problème posé par *Stich* (v. p. 10)[5]. Mais nous nous hâtons d'abréger tous ces détails, très insignifiants en comparaison avec le grand principe dont il nous reste encore à parler. C'est l'immunisation, dont il a déjà été question à différentes reprises (voir p. 79, 117, 124), mais que nous voulons, encore une fois, exposer dans l'ensemble des faits qu'elle embrasse.

Grâce à l'élan qu'avaient pris, dans ces dernières années, les recherches de toxicologie microbienne, la science a pu découvrir et établir défini-

---

1. CHAMBERLAND et ROUX, *Immunité contre la septicémie conférée par les substances solubles.* (*Ann. de l'Inst. Pasteur*, 1887, n° 12.)
ROUX, *Immunité contre le charbon symptomatique conférée par des substances solubles.* (*Ann. de l'Inst. Pasteur*, 1888, n° 2.)
2. ARLOING, *Les virus.* Paris, 1891.
3. SELANDER, *Contribution à l'étude de Swinpest.* (*Ann. de l'Inst. Pasteur*, 1890, n° 9.)
4. HÉRICOURT et RICHET, *Toxicité des substances solubles des cultures tuberculeuses.* (*C. r. de la Soc. de biol.*, 1891, p. 470.)
COURMONT et DOR, *De la vaccination contre la tuberculose.* (*Arch. de méd. exper.*, 1891, n° 6.)
5. BOUCHARD, *Leçons sur les autointoxications.* Paris, 1887.
ROGER, *Action du foie sur les poisons.* Paris, 1886.

tivement, sur des bases solides, un principe qui n'a pas d'autre égal en médecine.

D'après la doctrine de l'immunisation, on peut prévenir et guérir les maladies infectieuses par le sérum des animaux réfractaires et préparés[1]. Nous avons déjà vu comment l'immunisation se réalise pour le tétanos (p. 124). Elle a été appliquée à plusieurs autres maladies encore. D'abord, pour la pneumonie fibrineuse, elle a été établie par les travaux d'Emmerich et Fovitsky et de deux Klemperer[2]. Elle a été confirmée par les recherches d'*Archaroff*[3]. Tout récemment, *Klemperer* a pu donner déjà les résultats de l'application de l'immunisation au traitement de 40 cas de pneumonie chez l'homme[4]. L'immunisation a été trouvée encore dans le rouget des porcs[5], dans la septicémie des souris, dans la maladie causée par le bacille de *Friedländer*, dans la maladie pyocyanique[6]. Plus récem-

---

1. Cette préparation des animaux réfractaires se fait par leur saturation des produits solubles toxiques ou vaccinants du microbe pathogène correspondant.

2. Emmerich et Fosytsky, *Sur l'immunité contre la pneumonie et sur la guérison de cette maladie.* (Münsch. medic. Woch., 11 août 1891.) G. et F. Klemperer, *Recherches sur l'immunisation et la guérison de l'infection par le pneumocoque.* (Berl. Klin. Woch., 24 et 31 août 1891.)

3. *Archives de méd. expér.*, 1892, n° 4.

4. Klemperer, *Ueber 40 Fälle der Pneumonie* (Berl. Klin. Woch., mai 1892.)

5. Emmerich et Mastbaum, *Sur l'immunité contre le rouget des porcs.* (Münch. medic. Woch., 1892, n°s 5 et 6.)

6. F. Klemperer, *Zur Lehre von den Beziehungen zwischen Immunität und Heilung.* (Berl. Klin. Woch., mai 1892.)

ment encore, l'immunisation a été trouvée, pour la fièvre typhoïde, par *Brieger*, *Kitasato* et *Wassermann*[1], et pour la robine par *Ehrlich*[2]. Vu le grand nombre d'immunisations qui ont été découvertes dans l'espace si court de dix-huit mois à peine, on peut en plein droit conclure que l'immunisation est un principe général, et que, par conséquent, toutes les maladies infectieuses sont curables par cette méthode. D'un autre côté, les recherches d'Ehrlich, qui appliqua l'immunisation aux poisons de végétaux comme l'abrine, la ricine et la robine, démontrent, d'une manière péremptoire, que c'est contre les poisons solubles principalement qu'agit l'immunisation, et que, neutralisant le poison soluble, on se rend maître de l'infection. Et ceci appuie encore une fois l'idée principale de notre livre : que les microbes pathogènes ne sont nuisibles que par leurs poisons, que l'infection n'est que l'intoxication par les poisons bactériens.

Du reste, c'est dans les expériences avec les poisons tétanique et diphtéritique que l'immunisation a été découverte. Et il pouvait difficilement en être autrement, car les études sur les poisons

---

1. BRIEGER, KITASATO et WASSERMANN, *Ueber Immunität und Giftfestigung.* (*Zeitsch. f. Hygiene*, t. XII, fasc. 2.)

2. P. EHRLICH, *Ueber Immunität durch Vererbung und Säugung.* (*Zeitsch. f. Hygiene*, t. XII, fasc. 2.)

microbiens sont moins complexes que les recherches sur les bactéries vivantes. Grâce à cette sim-
plicité relative de ses problèmes, la toxicologie
microbienne a pu s'affranchir la première des
entraves des idées préconçues qui gènent les autres
domaines de la bactériologie[1].

---

1. BEHRING, *La désinfection dans le corps animal.* (*Britisch medic. Journal*, 1891.)

BÜCHNER, *Ueber die Schutzstöffe des Serums.* (*Berl. Klin. Woch.*, 1892, n° 19.)

GAMALEÏA, *Sur les protéides défensives.* (*Médecine moderne*, 1891, n° 21.)

GAMALEÏA, *Immunisation.* (*Gazette hebdomadaire*, 1891, n° 47.)

BEHRING, *Die praktische Ziele der Blutserumtherapie*, Berlin, 1892.

TABLE DES MATIÈRES

PREMIÈRE PARTIE

HISTOIRE DU DÉVELOPPEMENT DES CONNAISSANCES SUR LES POISONS MICROBIENS

CHAPITRE PREMIER

ÉTUDE EXPÉRIMENTALE DU POISON PUTRIDE

CHAPITRE II

ÉTIOLOGIE MICROBIENNE DE LA PUTRÉFACTION ET DE L'INFECTION

CHAPITRE III

LA DÉCOUVERTE DES PTOMAÏNES

CHAPITRE IV

L'INFECTION EST UNE INTOXICATION PAR LE POISON MICROBIEN

DEUXIÈME PARTIE

TOXICOLOGIE MICROBIENNE GÉNÉRALE

CHAPITRE V

LA NATURE CHIMIQUE DES POISONS BACTÉRIENS

CHAPITRE VI

LA NATURE CHIMIQUE DES POISONS BACTÉRIENS (*suite*)

CHAPITRE VII

L'ORIGINE DES POISONS BACTÉRIENS

CHAPITRE VIII

ACTION DES POISONS BACTÉRIENS SUR L'ORGANISME ANIMAL.
ACCOUTUMANCE ET IMMUNITÉ

TROISIÈME PARTIE

TOXICOLOGIE SPÉCIALE DES MICROBES

CHAPITRE IX

LES POISONS DU TÉTANOS

CHAPITRE X

LES POISONS DU TÉTANOS (*suite*)

CHAPITRE XI

LES POISONS DE LA DIPHTÉRIE

CHAPITRE XII

LES POISONS DU CHOLÉRA ET DU VIBRION AVICIDE

CHAPITRE XIII

LES POISONS DE LA TUBERCULOSE

CHAPITRE XIV

LES POISONS DU CHARBON ET DE LA MORVE

CHAPITRE XV

RÉSULTATS PRATIQUES OBTENUS PAR L'ÉTUDE DES POISONS MICROBIENS

SCEAUX, IMP. CHARAIRE ET Cⁱᵉ.

9 782329 249117